空军飞行学员医学选拔丛书

空军飞行学员医学选拔
内科－神经精神科分册

总主编　吉保民　邹志康
主　编　陈雪涛　肖晓光

U0339947

科学出版社
北 京

内 容 简 介

　　本书以招收飞行学员医学选拔中内科和神经精神科常见疾病（异常）及相关症状、体征为主要内容，详细介绍了高血压、心脏杂音、肺部结节样病变、慢性胃炎、肾下垂、人工荨麻疹、晕厥等疾病（异常）的流行病学特点、病因与发病机制、诊断与鉴别诊断等内容，重点阐述了体检方法及航空医学考虑，对具有该病或病史的人员是否适合飞行及其原因进行了综合说明，以期为广大招飞工作者提供实践参考和理论依据。

图书在版编目 (CIP) 数据

　　空军飞行学员医学选拔·内科 - 神经精神科分册 / 陈雪涛，肖晓光主编 . —北京：科学出版社，2020.6
　　（空军飞行学员医学选拔丛书 / 吉保民，邹志康主编）
　　ISBN 978-7-03-056619-5

　　Ⅰ . 空… Ⅱ . ①陈… ②肖… Ⅲ . ①空军 - 飞行人员 - 内科 - 临床医学选拔 ②空军 - 飞行人员 - 神经系统疾病 - 临床医学选拔 Ⅳ . ① R82

　　中国版本图书馆 CIP 数据核字 (2018) 第 036706 号

责任编辑：肖　芳　梁紫岩　杨卫华 / 责任校对：张林红
责任印制：赵　博 / 封面设计：吴朝洪

科 学 出 版 社 出版
北京东黄城根北街 16 号
邮政编码：100717
http://www.sciencep.com
三河市春园印刷有限公司 印刷
科学出版社发行　各地新华书店经销
*

2020 年 6 月第 一 版　开本：787×1092　1/16
2020 年 6 月第一次印刷　印张：9 3/4
字数：210 000

定价：78.00 元
（如有印装质量问题，我社负责调换）

丛书编委会名单

总主编　吉保民　邹志康

主　审　付国强　刘润国　郑巨军　马中立　王建昌

编　委　（以姓氏汉语拼音为序）

毕云鹏　蔡凤龙　陈雪涛　陈肇一　方传红
谷君辉　郝　英　黄美良　吉保民　贾辰龙
姜树强　晋　亮　李　滨　李　浩　李文平
厉晓杰　刘高华　刘建彬　刘庆元　刘淑萍
马晓莉　齐林嵩　奇铁男　茹海霞　史　伟
史久美　孙金杰　田　青　王　枫　王　剑
王　骁　王广云　王文辰　王雪峰　吴腾云
肖　冬　肖年军　肖晓光　杨庆红　袁超凡
张金龙　赵　辰　赵　琳　赵国政　周金立
朱　迪　朱克顺　邹志康

分册编委会名单

主　编　陈雪涛　肖晓光

副主编　朱　迪　肖年军　李文平

编　者　（以姓氏汉语拼音为序）

柴晓媛　陈雪涛　陈勇胜　陈肇一

谷君辉　黄　明　焦志刚　李文平

刘高华　肖年军　肖晓光　杨　芬

袁超凡　张小天　朱　迪　朱玲慧

丛 书 序

　　飞行学员选拔是空军主体战斗力生成的基础性、源头性工作，其中医学选拔又是选拔工作中的基础性、关键性维度。空军招飞体检系统数十名专家经过 3 年多艰苦努力和科研攻关，编写了这套"空军飞行学员医学选拔丛书"，这是近年来空军飞行学员医学选拔逐步从传统专家经验模式向现代科学精准模式转变的一个标志性成果，是国内外飞行学员医学选拔研究前沿的综合集成，是 60 多年来飞行学员医学选拔科技创新的全景展现。该丛书的出版和推广应用，为持续提升空军招收飞行学员综合素质奠定了技术基础。

　　近年来，国民综合身体素质的变化对空军招收飞行学员提出了新的挑战，如何精准评价优质生源身体适应性成为医学选拔的重要课题。"空军飞行学员医学选拔丛书"作为我国飞行学员医学选拔的首套专著，着眼于战斗力提升，适应新形势变化，注重传承与创新。该丛书归纳起来主要有以下五个特点：一是内容系统全面，构建了空军飞行学员医学选拔管理、人才培养、航空医学基础、前沿进展及各医学专业常见的200 余种异常情况的完整体系，内容全面，重点突出，是各类从业人员必须掌握的专业知识与技能；二是科学依据充分，研究成果先后获得多项全军后勤科研重大课题、重点课题支持，主要内容来源于空军飞行学员前瞻性医学选拔与飞行适应性评价研究，中国、美国、韩国飞行学员医学选拔标准对照实证研究，飞行学员医学选拔综合评定关键技术系列研究，飞行学员医学选拔国内外大批量文献综述研究，飞行部队全系列机种调查研究及大规模专家咨询，循证依据级别很高；三是内容针对性强，着眼于降低飞行学员医学选拔漏诊率和误淘率，系统阐明医学选拔过程中面临的 200 余种异常情况，对每种异常情况的流行情况、诊断与鉴别诊断、预后判断、体检方法、航空医学考虑、边缘图谱进行了详细分析，完整解决了传统医学选拔中存在的主要问题；四是注重历史传承，鉴于飞行学员医学选拔工作对战斗力的直接影响，该丛书本着战斗力是唯一标准的原则，对 60 多年来飞行学员医学选拔过程中形成的有效做法、基本经验进行了归纳总结和系统展现，对现代医学研究结论尚不充分的内容依然延续了既往标准，确保内容的权威性和安全性；五是突出模式转变，着眼于未来作战发展形势，将精准选拔作为未来研究发展的主要方向，将高效训练作为医学选拔的出发点和着眼点，对青少年航空学校建设、抗荷体质训练、全样本多阶段精准选拔等进行了介绍，指出了下一步创新发展方向。

　　"空军飞行学员医学选拔丛书"是中国空军的开创性工作提高，招飞整体质量的重要系列专著。空军飞行学员选拔相关部门要自觉学习该著作先进理论，掌握现代选拔知识，加大推广应用力度，努力将该丛书的先进理念、理论、技术和方法应用到飞行学员选拔实践中，破解制约招飞质量持续提升的重点、难点问题，积极推进中国空军飞行学员医学选拔从传统专家经验模式向现代科学精准模式转变，切实肩负起选准未来空军建设领军人、空军作战指挥员、能打胜仗战斗员的光荣使命。

李中华

2020 年 1 月

丛书前言

经过60多年的建设发展,空军飞行学员医学选拔工作取得了显著成绩,总结选拔经验,借鉴国外做法,经过10余次的研究修订,建立了比较全面的飞行学员医学选拔标准体系。但是,飞行学员医学选拔是一项系统工程,涉及医学、流行病学、航空医学、数理统计学等多学科专业理论,需要针对实际工作建立完善的理论、标准、技术、方法和操作规范体系,实现招飞标准、飞行学员标准和飞行人员标准体系之间的有机衔接。如果标准体系之外相关内容缺失,医学选拔质量将难以得到长期有效的控制,医学选拔边缘性问题处理尺度也就容易出现明显变化,一定程度上影响招飞质量的持续提升。因此,全面吸收国内外先进研究成果,系统研究中国空军飞行学员医学选拔经验,尽快形成具有中国特色的现代空军飞行学员医学选拔理论技术体系,是巩固国防空天安全的重要之举。

作为航空医学的重要领域,近年来以美国为代表的西方发达国家在飞行学员医学选拔领域的研究十分活跃。一是建立了涵盖招飞、飞行员选拔鉴定在内的分类特许标准指南,160种选拔鉴定异常情况的依据、标准、原则十分明确,科学依据充分,并结合实际工作需求实时更新,最快3个月即更新一次,体现了飞行学员医学选拔工作的规范性和严肃性;二是现代医学研究成果及时在选拔鉴定中得到充分应用,现代脑功能成像技术、运动功能评估技术及循证医学研究成果都及时转化为医学选拔实践,有效扩大了优质生源,减少了误淘率、漏诊率;三是医学选拔鉴定理论研究有所突破,阐明并建立了6项飞行选拔鉴定的基本原则,明确了医学选拔鉴定中病史、体征、检验、检查及航空医学考虑的意义,对传统医学选拔标准进行了逐一阐述,推动了飞行员选拔鉴定工作从简单执行标准到综合运用临床医学、航空医学、流行病学、数理统计学等多学科理论的转变。

对医学选拔工作的变革和创新,既要考虑技术本身的准确性,也要考虑选拔实践的可行性。因循守旧不可取,照搬国外的做法也不可行。近年来,在医院的组织下空军飞行学员医学选拔中心开展了飞行学员前瞻性医学选拔与飞行适应性评价研究,飞行学员医学选拔综合评定关键技术研究,青少年航空学校航空医学干预关键技术研究,中、美、韩飞行学员医学选拔对照实证研究,积累了大量飞行学员医学选拔数据,对传统医学选拔存在的不足进行了系统调研分析,提出了推进传统经验医学选拔向现代精准医学选拔转变的策略,适应了空军精英飞行员队伍选拔、培养的发展趋势。集成近年来科学研究成果,形成具有我军特色的医学选拔专著,必将推动空军飞行学员选拔质量迈上一个新的台阶,同时对航空医学的发展也必将起到良好的推动和示范效应。

"空军飞行学员医学选拔丛书"历经3年多的时间编著完成,编委会的数十人付出了大量个人时间,无论是国外文献的整理,还是研究成果的梳理,工作量都非常大,丛书的编写倾注了编者大量的心血。在此，对大家表示衷心的感谢。对本丛书存在的不足，本着持续改进的精神，希望再版时进行改进。真诚希望本丛书的出版能够给医学选拔工作者、航空医学专业人员及相关机关领导干部以启发、帮助和提高，对我国空军飞行学员医学选拔迈向国际化有所帮助。

吉保民　邹志康

2020 年 1 月

▇▇▇ 前　　言

在航空活动中，高空缺氧、低气压、加速度、噪声和振动等复杂的航空环境会对人体产生极大的影响，并且飞行员工作紧张、训练强度大、负荷大、生活不规律、战斗和超低空飞行状态下危险性大，故其内科和神经精神科相关疾病的发病率非常高。在某部飞行员 1970 ～ 1999 年医学停飞的疾病谱中，内科和神经精神科相关疾病分别占据医学停飞疾病谱的第 1 位和第 2 位；中国人民解放军空军总医院 2003 ～ 2012 年飞行员住院治疗疾病谱和医学停飞疾病谱中，内科和神经科相关疾病同样占据前两位。由于内科和神经精神科所涵盖的范围广、病种多、疾病复杂、对飞行影响较大，在空军飞行学员医学选拔时，准确执行内科和神经精神科的招飞标准，规范检查方法，合理掌握尺度，从源头把控，选拔更适合飞行的人才，对降低飞行员非战斗减员有着重要的意义。

现代医学越来越朝着精细化和循证医学方向发展，一位经验丰富的医生通常也只对某一很小的专业领域达到精通，然而内科及神经精神科涵盖范围广，若仅凭借个人经验，很难对飞行学员医学选拔中所遇到的各种异常做出准确的判断。因此，本书针对医学选拔中一些常见疾病（异常）及相关症状、体征，以循证医学为依据，详细介绍了其流行病学特点、病因与发病机制、诊断与鉴别诊断等内容；并重点阐述了体检流程及航空医学考虑，对具有该疾病或病史的人员是否适合飞行及其原因进行了综合说明，希望为广大招飞工作者提供实践参考和理论依据。在飞行学员医学选拔中，内科和神经精神科是分别检查的，虽然检查内容有所不同，但方式却有相似之处，可大致分为病史询问和体格检查两部分，然而病史和体征异常又是不可分割的，体检人员需结合病史和体征，依据循证医学和临床经验做出判断。

本书的编者分别来自中国人民解放军空军总医院、各军区招飞体检队，均为长期从事飞行学员医学选拔及航空航天医学临床、教学、科研和医学鉴定的一线人员，是我国空军飞行学员体格检查标准等法规的编写者和执行者，有丰富的实践经验。在本书编写过程中，参考了美国、韩国等国家的飞行学员体检标准及大量国内外相关文献，对于希望更深入了解相关专业知识的人员，可利用书中所附参考文献进行查阅。

由于我国航空航天医学正处于快速发展和变革期，且编者学术水平和实践经验有限，不当之处在所难免，恳请读者斧正。

陈雪涛　肖晓光

2020 年 1 月

目　　录

第1章

心血管系统疾病

第一节 高 血 压

一、概述

高血压是一种以体循环动脉收缩压和（或）舒张压持续升高为主要特点的全身性疾病，可分为原发性高血压（即高血压病）和继发性高血压（即症状性高血压）。原发性高血压是病因不明的、以体循环动脉压升高为主的临床症候群，是多种心脑血管疾病的重要病因和危险因素，占高血压的90%以上，可引起严重的心、肾、脑、眼等重要脏器并发症，从而导致死亡。继发性高血压是某种明确的器质性疾病引起的高血压，如原发性醛固酮增多症、嗜铬细胞瘤、肾血管性高血压、肾实质性高血压及库欣综合征等，约占高血压的10%。在继发性高血压中，高血压是原发病的一个表现，去除病因后血压能够有效降低甚至恢复正常。在招收飞行学员体格检查过程中，应注意继发性高血压的情况。

（一）流行病学特点

欧美国家的高血压患病率多在20%以上；我国1959年、1979年、1991年和2002年开展的4次大规模调查结果表明，15岁以上人群高血压患病率分别为5.11%、7.73%、13.58%和17.65%，呈明显上升趋势。截至2010年，我国约有2亿高血压患者，每10个成年人中就有2个人患高血压。在我国高血压人群中绝大多数是轻中度高血压，其中轻度高血压占60%以上。我国人群高血压流行的一般规律包括高血压患病率随年龄的增长而升高；高纬度寒冷地区的患病率高于低纬度地区；从南方到北方，高血压患病率呈递增趋势；不同民族之间高血压患病率也存在一定差异，藏族、蒙古族和朝鲜族等患病率较高，而壮族、苗族和彝族等患病率较低。

此外，高血压病在我军空勤人员中也具有较高的发病率，是现役飞行员住院、停飞的主要原因之一。据统计，1998年我国空军飞行人员高血压病的患病率为5.59%，民航

1

飞行人员高血压病的患病率为 6.7%。2007 ～ 2009 年于空军总医院接受住院治疗的飞行员疾病谱中，高血压病高居第 2 位；在飞行不合格疾病谱中，高血压病占 10.67%，居第 1 位。

（二）病因与发病机制

高血压病是一种遗传因素和环境因素相互作用所致的疾病。流行病学研究提示高血压病有明显的家族聚集性。双亲无高血压、一方有高血压或双亲均有高血压，其子女的高血压发生概率分别为 3%、28% 和 46%。高血压病属于多基因复杂性状疾病，目前尚无单一明确的易感基因。

我国人群高血压病的重要危险因素包括高钠或低钾饮食、超重和肥胖、饮酒、精神紧张、高龄、缺乏体力活动等。其中，膳食钠盐摄入量每平均增加 2g/d，收缩压和舒张压分别升高 2.0mmHg（1mmHg=0.13kPa）和 1.2mmHg；体重指数（BMI）[体重（kg）/ 身高（m）^{2}] 每增加 3kg，则 4 年内发生高血压的风险男性增加 50%，女性增加 57%。生活方式干预是控制血压水平的一线措施。美国空军报道，通过改变生活方式，可以明显降低血压水平，而且对高血压患者的其他主要心血管疾病危险因素的改善也具有一定作用，详见表 1-1。如果仅靠生活方式干预作用有限，则需要使用降压药物治疗。临床试验发现，降压药物治疗可以将脑卒中发病率减少 35% ～ 40%，心肌梗死发病率减少 20% ～ 25%，心力衰竭发病率减少超过 50%。Framingham 的心脏研究证实了降压治疗对心血管疾病的长期益处，经过治疗的高血压组与未处理组相比，可以使心血管疾病死亡风险降低 40%。

表 1-1　生活方式干预对收缩压的影响

干预类型	干预方法	预计收缩压降低范围（mmHg）
减重	保持正常体重（BMI：18.5 ～ 24.9kg/m^2）	5 ～ 20
采用 DASH 饮食计划	多摄入水果、蔬菜及含低饱和脂肪的低脂奶产品	8 ～ 14
限制钠的摄入	减少每天钠的摄入，不超过 100mmol/d（2.4g 钠或 6g 氯化钠）	2 ～ 8
体力活动	参加规律的有氧锻炼，如快走（每周有几天快走至少 30 分钟）	4 ～ 9
限制每天乙醇的摄入	对于体重正常的男性，每天饮酒不超过 2 次（1 盎司或 30ml 乙醇，如 24 盎司啤酒，10 盎司葡萄酒，3 盎司 40° 威士忌），对于女性和低体重男性，每天饮酒不超过 1 次	2 ～ 4

DASH：膳食方法防治高血压试验（dietary approaches to stop hypertension）。1 盎司 =28.35g

在高血压的发病机制中，交感神经活动亢进起到重要作用。原发性高血压患者中约 40% 循环儿茶酚胺水平升高。对于长期处于应激状态的职业如飞行员，高血压患病率明显增高；高血压患者经 1 ～ 2 周休息，血压大多可降低。此外，肾素 - 血管紧张素 - 醛固酮系统（RAAS）的激活，通过直接收缩小动脉、刺激肾上腺皮质分泌醛固酮等途径升高血压。血管重构、内皮细胞功能受损等机制均参与高血压病的发生和发展。

（三）并发症

高血压是心血管疾病事件的独立危险因素。高血压引起的并发症是全国乃至全世界人口死亡的主要原因。血压越高,发生心肌梗死、心力衰竭、脑卒中和肾脏损害的概率就越大。在全球 61 个人群(约 100 万人,40 ～ 89 岁)的前瞻性研究的荟萃分析中,平均随访 12 年,诊室收缩压或舒张压与脑卒中、冠心病时间的风险呈连续、独立、直接的正相关关系。血压为(115 ～ 185)/(75 ～ 115)mmHg 的受检者,收缩压每升高 20mmHg 或舒张压每升高 10mmHg,心脑血管并发症发生的风险就增加 1 倍。

在包括中国 13 个人群在内的亚太队列研究中,诊室血压水平也与脑卒中、冠心病事件密切相关,而且亚洲人群血压升高与脑卒中、冠心病事件的关系比澳大利亚、新西兰人群更强。收缩压每升高 10mmHg,亚洲人群脑卒中与致死性心肌梗死风险分别增加 53% 与 31%,而澳大利亚、新西兰人群的脑卒中与致死性心肌梗死风险只分别增加 24% 与 21%。

长期随访发现,随着诊室血压升高,终末期肾病的发生率也明显增加。在重度高血压患者中,终末期肾病发生率是正常血压者的 11 倍以上。即使血压在正常高值水平,终末期肾病发生率也是正常血压者的 1.9 倍。

长期高血压引起的靶器官损害主要为心、脑、肾和视网膜的损害。心脏并发症主要为左心室肥厚,晚期可发生心力衰竭;合并冠心病时可有心绞痛、心肌梗死。心脑血管病是高血压最常见的并发症,脑卒中患者中高血压者占 50% ～ 60%。早期可出现短暂性脑缺血发作(transient ischemic attack,TIA),还可发生脑血栓形成、脑栓塞、高血压脑病、脑出血等。眼底并发症可出现视力进行性减退。肾并发症会引起蛋白尿和血尿,严重者会引起肾功能减退。

(四)动态血压监测在高血压诊断中的应用

动态血压监测(ambulatory blood pressure monitoring,ABPM)在高血压诊断中的地位日益突出。英国 NICE 指南推荐使用 ABPM 确立高血压诊断,欧洲 ESH/ESC 指南推荐应用非诊室血压(以 ABPM 为理想方式)来明确高血压诊断;美国 JNC8 高血压指南虽尚未推荐使用 ABPM,但 2015 年美国预防服务工作组(USPSTF)已经推荐 ABPM 用于确诊高血压。中国高血压防治指南也提到,动态血压监测不仅用于高血压的诊断评估,还可诊断白大衣性高血压,发现隐匿性高血压,检查顽固难治性高血压的原因,评估血压升高程度短时变异和昼夜节律,并预测动态血压监测,在临床工作中应用更广泛。

动态血压监测在高血压诊断及治疗管理中的作用得到越来越多的关注和认可。目前国际上影响力较大的是与心血管转归相关的动态血压监测国际数据库(International Database of Ambulatory Blood Pressure in Relation to Cardiovascular Outcome,IDACO),该研究极大地推动了近年来动态血压监测的发展和临床应用。IDACO 研究可以说是迄今为止最大的动态血压人群合作研究,入选了来自欧洲、亚洲、南美洲三大洲 12 个自然人群的 12 572 例患者的前瞻性研究数据,每一例都进行了规范的 24 小时动态血压监测及长期的心血管疾病事件随访,平均随访时间为 11.2 年,最长达 16 年,具有较高的可信度、较大的影响力和知名度。

根据诊室血压和动态血压测量结果,可以将血压分为正常血压(动态血压、诊室血压均正常)、白大衣性高血压(动态血压正常、诊室血压升高)、隐匿性高血压(诊室血压正常、动态血压升高)和持续性高血压(动态血压、诊室血压均升高)。基于 IDACO

的数据表明，10.7% 的人有白大衣性高血压，9.7% 为隐匿性高血压，19.0% 为持续性高血压，另外 60.6% 的人为血压正常者。

IDACO 研究表明，动态血压与诊室血压相比与心血管病风险的关系更密切，白大衣性高血压与正常血压相比，心血管病风险无明显升高，与持续性高血压相比，心血管病风险明显降低。需要补充的是，白大衣性高血压只有当白天和夜间血压都正常时，其心血管病风险才和血压正常者没有差别，无须干预治疗；而当一天内任何一个时段血压升高时，即使诊室血压正常，任何一种隐匿性高血压其心血管风险均显著增加。24 小时短时血压变异虽与心血管事件发生风险存在统计学意义相关，但并不能明显改善基于血压水平的心血管风险预测。

白大衣性高血压患者和正常人相比，靶器官损伤、心血管事件的发生风险是否升高尚存在争议。Alexandros Briasoulis 等进行的一项包含 29 100 例受检者（13 538 例正常血压者、4806 例白大衣性高血压者、10 756 例持续性高血压者，平均年龄 59 岁）的荟萃分析表明，平均随访 8 年后，白大衣性高血压者心血管疾病发病和死亡风险比正常血压者稍高，但是和持续性高血压患者相比有很大程度降低。该研究中动态血压监测对白大衣性高血压的诊断标准为 24 小时平均血压 < 130/80mmHg，而未将白天和夜间的平均血压作为诊断标准。如前所述，IDACO 研究显示，白大衣性高血压只有当白天和夜间血压都正常时，其心血管风险才和血压正常者没有差别。这可能是该荟萃分析与 IDACO 研究结论不同的原因。

动态血压监测不仅可以帮助确诊白大衣性高血压，也是诊断隐匿性高血压的方法。目前临床研究结果比较一致的是，隐匿性高血压患者发生心血管疾病和死亡的风险显著高于正常血压者。IDACO 研究数据显示，隐匿性高血压与持续性高血压的心血管疾病风险升高的程度非常接近。在高血压与动态记录 Venetia 研究（hypertension and ambulatory recording venetia study，HARVEST）中，随访 6 年以上的隐匿性高血压患者 35% 发展为持续性高血压，而血压正常者仅有 19% 发展为持续性高血压。大量研究发现，隐匿性高血压患者有广泛的靶器官损伤。Ohkubo 报道了一组 1278 名的社区人群的研究，随访 10 年后发现，与正常血压组比较，隐匿性高血压患者发生心血管疾病死亡和卒中的相对危险是 2.13，持续性高血压组为 2.26，而白大衣性高血压组与正常血压组之间无差异。在调整了性别、是否应用降压药和消除危险因素后，仍得出一致结论。因此，在常规诊室血压测量中未能发现的隐匿性高血压患者面临与持续性高血压相似的卒中死亡率及靶器官损害。

Ogedegbe 等的研究显示，在儿童和青少年人群中，估测隐匿性高血压的患病率为 7.4% ～ 11.0%，且较多发生于男性。Lurbe 等的研究纳入了 234 例 6 ～ 18 岁的青少年研究对象，提示隐匿性高血压患者与血压正常者相比，左心室重量指数明显升高，随访 12 个月后，约有 9% 的隐匿性高血压青少年可发展为持续性高血压，而正常血压组儿童未出现发展为持续性高血压者，说明隐匿性高血压在青少年人群中也容易引起靶器官损伤，并且导致持续性高血压的发病风险升高。

目前在招飞体检中，测量血压的主要方法是诊室内随机测量，隐匿性高血压很容易漏诊。因此，探讨如何发现隐匿性高血压者具有重要意义。多项研究提示，隐匿性高血压的发病率随年龄的增长有上升的趋势。此外，有高血压病家族史、饮酒、肥胖、精神紧张、工作压力大、大量吸烟、男性、诊室血压水平高、无明确原因的靶器官损害等也是隐匿性高血压的高危因素。在招飞体检过程中，时间紧、任务重，不可能对每一名学员均进行动态血压监测，所以建议在招飞体检中对存在隐匿性高血压危险因素的学员完善动态血压监测。

（五）诊断与鉴别诊断

1. 诊断　　目前，18 岁以上成人高血压的诊断主要依据诊室血压水平，其诊断标准为在未使用降压药物的情况下，非同日 3 次测量上肢血压，收缩压≥ 140mmHg 和（或）舒张压≥ 90mmHg。依据血压的不同水平，将高血压分为 3 级，详见表 1-2。我国《空军招收飞行学员体格检查标准》规定，收缩压＞ 138mmHg 或舒张压＞ 88mmHg 即为不合格，与高血压的诊断阈值基本一致。将血压水平收缩压 120 ～ 139mmHg、舒张压 80 ～ 89mmHg 定为正常高值血压是根据我国流行病学调查研究数据的结果确定的。血压水平（120 ～ 139）/（80 ～ 89）mmHg 的人群，10 年后心血管病风险比血压水平在 110/75mmHg 的人群增加 1 倍以上。血压在（120 ～ 129）/（80 ～ 84）mmHg 和（130 ～ 139）/（85 ～ 89）mmHg 的中年人群，10 年后分别有 45% 和 64% 成为高血压患者。因此，对于正常高值血压人群也应当慎重。

表 1-2　血压分类

类别	收缩压（mmHg）	舒张压（mmHg）
正常血压	＜ 120	且＜ 80
正常高值	120 ～ 139	或 80 ～ 89
高血压	≥ 140	≥ 90
1 级高血压	140 ～ 159	或 90 ～ 99
2 级高血压	160 ～ 179	100 ～ 109
3 级高血压	≥ 180	或≥ 110
单纯收缩期高血压	≥ 140	＜ 90

在招飞体检过程中，因时间紧、任务重，无法对学员进行三次非同日血压测量。为节省时间，参考各大指南推荐，建议对部分学员进行 24 小时动态血压监测。动态血压监测对高血压的诊断标准见表 1-3，全天、白昼、夜间三个时段血压均在阈值之下才是动态血压正常，任一时间段血压升高达到标准即可诊断高血压。

表 1-3　动态血压测量的高血压标准

时间	高血压标准（mmHg）
全天	＞ 130/80
白昼	＞ 135/85
夜间	＞ 125/75

2. 鉴别诊断

（1）白大衣性高血压：是指诊室血压升高超过标准，但在家中自测血压或 24 小时动态血压监测时血压正常，原因多为患者在诊室测量血压时精神紧张、交感神经兴奋。与正常人相比，白大衣性高血压发展为持续性高血压及靶器官损伤的风险存在争议，考虑到飞行人员培养周期较长、成本较高，在招飞时，对于白大衣性高血压应当慎重。

（2）隐匿性高血压：与白大衣性高血压相反，是诊室血压未达高血压标准，但在家中自测血压或 24 小时动态血压监测时血压超标。隐匿性高血压目前病因尚不明确，高血压病家族史、饮酒、肥胖、精神紧张、工作压力大、大量吸烟、男性、无明确原因的靶器官损害等是其高危因素。考虑到隐匿性高血压具有更高发展为持续性高血压的概率，以及较高的靶器官损害、心血管并发症的风险，因此在招飞体检中对存在高危因素的学员应当加做动态血压监测，防止漏诊隐匿性高血压。

（3）继发性高血压：在招飞体检过程中，出现以下几种情况时应警惕继发性高血压的可能。①重度高血压（高血压 3 级）；②伴有血尿、蛋白尿或肾脏疾病史；③饮酒、肥胖、睡眠呼吸暂停病史；④血压升高伴肢体肌无力或麻痹；⑤阵发性高血压，发作时伴头痛、心悸、皮肤苍白及多汗等；⑥下肢血压明显低于上肢，双侧上肢血压相差 20mmHg 以上。结合病史、体格检查及相关实验室检测可以初步推断继发性高血压可能性，对于明确的病因，还需进一步鉴定。

1）慢性肾脏疾病：慢性肾小球肾炎、慢性肾盂肾炎、多囊肾等均可引起高血压。但这些疾病早期均有明显的肾脏病变的临床表现，在病程的中后期出现高血压。因此，结合病史、尿常规检测不难诊断。该种疾病无治愈措施，预后不佳，按招飞标准一律淘汰。

2）嗜铬细胞瘤：该病引起的高血压可呈持续性或阵发性，发作时除血压骤然升高之外，还伴有头痛、心悸、恶心、多汗、四肢冰冷等，典型发作可由情绪改变如兴奋、恐惧或愤怒等诱发。在招飞体检中，结合病史及超声检查可初步诊断。目前，外科手术是治疗嗜铬细胞瘤的主要方法，疗效有待长期观察评估。招飞体检时不合格。

3）原发性醛固酮增多症：由醛固酮自发性分泌增多导致，临床常表现为高血压、低钾血症等；其诊断依赖于肾上腺 CT 薄层扫描，确诊的"金标准"为氟氢可的松抑制试验。在治疗上，外科手术切除含有肿瘤的腺体是首选，但治愈率低于 50%。因此，招飞体检时此病不合格。

4）睡眠呼吸暂停综合征：是一种表现为睡眠期间反复发生的以咽部肌肉塌陷为特征的呼吸紊乱综合征，可引起低氧、高碳酸血症，甚至心、肺、脑等多脏器损害。其诊断主要通过临床表现和多导睡眠图检查。有不明原因的白天重度嗜睡、鼾声响亮，睡眠时憋气、窒息、夜间频繁觉醒，白天疲乏、注意力难以集中等，应考虑此病。考虑到该病的临床症状会影响飞行，故招飞体检时为不合格。

5）库欣综合征：由肾上腺皮质分泌过量糖皮质激素所致，典型患者表现为向心性肥胖、满月脸、水牛背、宽大皮肤紫纹、多血质外貌、痤疮、骨质疏松、高血压等。结合病史、症状及影像学检查可考虑诊断。招飞体检时为不合格。

6）药源性高血压：引起血压升高的常用药物主要有非甾体抗炎药（NSAID）如阿司匹林、吲哚美辛、布洛芬及对乙酰氨基酚等，肾上腺皮质激素包括氢化可的松、去氢皮质酮等，拟肾上腺素药物如肾上腺素、去甲肾上腺素等，其他还有麻黄碱类滴鼻药、可卡因、苯丙胺、甘草和某些中药（如麻黄、苦柑）。招飞体检中应结合药物服用史进行考虑。

二、体检方法

（一）诊室血压测量

1. **测量前准备** 使用经过国家计量部门批准和定期校准（一般半年一次）的合格台式水银血压计，或经国际标准 [欧洲高血压协会（European Society of Hypertension，ESH）、英国高血压协会（British Hypertension Society，BHS）或美国医疗器械促进协会（American Association of Medical Instrument，AAMI）] 验证合格的电子血压计。要求配以气囊长 22 ～ 26cm、宽 12 ～ 14cm 的标准规格袖带（袖带气囊至少应覆盖 80% 的上臂周径）。诊室血压测量前 30 分钟内不喝咖啡或饮酒，避免剧烈活动，情绪平稳；并排空膀胱，静坐休息 5 ～ 10 分钟。裸露上臂，避免隔着衣服进行测量，受测者如着长袖则需脱掉，不可卷起袖口，以免起到止血带的作用而影响测量结果。

2. **测量要求** 受测者取坐位，测量上臂血压，气囊位置应与右心房水平同高，以右上肢肱动脉压为准，同时测量对侧脉搏（排除无脉症）。袖带气囊中部放置于上臂肱动脉的上方，袖带的下缘在肘窝的上方 2 ～ 3cm。袖带松紧以能塞进 2 个手指为宜，太紧会使测得血压偏低，太松则使测得血压偏高。将听诊器探头置于肱动脉搏动处，禁止塞入袖带中。快速充气，使囊内压力达到桡动脉搏动消失后再升高 30mmHg，然后以恒定的速率（2 ～ 6mmHg/s）缓慢放气，以柯氏音第 1 音和第 5 音（消失音）确定收缩压和舒张压水平。当对受测者进行数次测量时，第 1 次往往是较高的。因此，每次血压测量至少 2 次，中间间隔 1 分钟，取平均值作为受测者的血压。如果两次测量值相差 ＞ 5mmHg，应再进行测量，计算 3 次平均血压值。

（二）询问病史

因高血压病有明确的家族聚集性，对于所有参加体检的学员，应询问原发性高血压家族史，主要包括双亲高血压患病情况、病程、血压最高值、目前治疗措施及血压控制情况。对于诊室血压达到或超过标准者，如果存在高血压病家族史，可考虑直接淘汰；如果无高血压病家族史，可以追问学员日常血压情况，结合心率、动态血压监测结果等综合考虑。

此外，对于血压超标的学员，还应询问相关病史及近期用药情况，以排除继发性高血压。对于存在原发病的高血压学员，其体检结果按照原发病情况处理；对于近期使用麻黄碱类滴鼻药、非甾体抗炎药等药物的学员，应追问用药原因、时间及剂量，排除药物因素导致的血压升高，进行综合考虑以判定结果。在进行耳鼻喉科体格检查时常规使用麻黄碱类滴鼻药，因此应使学员尽量避免在耳鼻喉科检查后进行血压测量。

（三）动态血压监测

对于诊室血压超标学员，为排除白大衣性高血压，建议进行动态血压监测。操作时应选择经国际标准（欧洲高血压协会、英国高血压协会或美国医疗器械促进协会）验证合格的动态血压监测仪。将动态血压监测仪袖带缚于受试学员上臂，传感器置于肱动脉处。测压间隔白天通常选择 15 分钟，夜间通常选择 30 分钟。被测学员保持正常生活起居，避免剧烈运动。血压读数应达到应测次数的 80% 以上，每小时至少有 1 个有效血压读数。动态血压监测提供 24 小时中各个时间段的血压平均值和离散度，可较为客观和敏感地反映实际血压水平，较为准确地估计靶器官损害和预后。推荐测量 24 小时血压，以充分了解学员血压波动情况。

（四）评估靶器官损害

对于白大衣性高血压学员，应进一步评估靶器官的损害。在招飞体检中，高血压靶器官损害切实可行的评估手段主要包括心电图、颈动脉超声、超声心动图、眼底检查、尿液检查等。心电图检查可以发现左心室肥厚、心肌缺血、心律失常等。超声心动图在诊断左心室肥厚方面较心电图具有较大优势。颈动脉超声可判定颈动脉内膜中层厚度和粥样斑块，其可独立于血压水平预测心血管事件。估算的肾小球滤过率（eGFR）降低或尿白蛋白排出量（UAE）增加能够反映肾脏损害。微量白蛋白尿已经被证实是心血管事件的独立预测因素。眼底检查可以发现眼底的血管病变和视网膜病变，包括动脉变细和扭曲、动静脉比例降低、视网膜出血、渗出、视盘水肿等。高血压眼底病变与病情的严重程度和预后相关。

（五）操作流程

体检过程中高血压的诊断流程如图 1-1 所示。

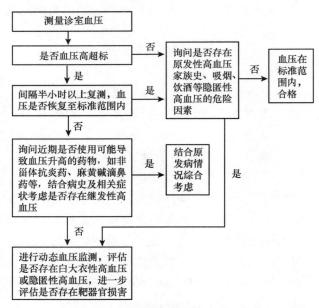

图 1-1　体检过程中高血压的诊断流程

三、航空医学考虑

高血压病起病隐匿，一般仅在体检或因其他疾病就医时偶然才被发现。部分患者可出现头痛、头晕、心悸、后颈部疼痛等症状，有的表现为神经症状如失眠、健忘或记忆力减退、注意力不集中、耳鸣及神经质等，这些症状在血压控制正常后多会消失。高血压病本身，特别是血压控制良好的情况下，不会引起功能的突然丧失，因此不作为航空医学考虑的主要因素。然而，高血压病引起的继发性并发症，即心、脑、肾等靶器官损害具有重要的航空医学意义。这些并发症都是不可逆的，一旦形成，缺少有效的治疗措施，并且都可能导致突然的功能丧失或死亡，严重危及飞行安全。

在美国空军中，不论是飞行学员还是现役飞行员，对于高血压患者不是直接淘汰，而是通过推荐生活方式干预或使用规定的降压药物进行治疗，血压控制在 140/90mmHg 以下即为合格。生活方式干预几乎无任何航空医学不良反应，因此作为首选干预措施。生活方式干预无效时，可以使用规定的降压药物治疗。美军在选择降压药物时，以不影响飞行工作为原则。其中，通过改变血容量而起效的利尿药和通过抑制肾素-血管紧张素轴而发挥作用的血管紧张素转换酶抑制剂（ACEI）、血管紧张素受体阻断剂（ARB）是美国空军规定的降压药物，因其单一使用有效，药物不良反应较少。当服用利尿药的飞行员需要补钾，或不能耐受 ACEI、ARB 的不良反应时，可以考虑申请特许飞行。同时，应避免使用通过直接扩张血管、影响自主神经调节或影响认知功能的降压药。

在招收飞行学员体检时，考虑到飞行学员的培养成本高、服役年限长及飞行员高度应激、精神紧张的职业特点，且高血压病确实能够增加靶器官损害、心血管疾病发生的风险，根据招飞标准，对于持续性高血压病学员应予以淘汰。而隐匿性高血压具有和持续性高血压相当的心血管疾病发病风险，在传统血压测量中容易漏诊，在招飞中应当尽可能地发现隐匿性高血压的学员并予以淘汰。

高血压的生活方式干预和预防非常重要。对于存在高血压危险因素的学员，可以增加生活方式干预及定期血压测量，推荐定期使用动态血压监测，以期预防或推迟高血压病的发生，最大限度地降低靶器官的损害，延长飞行寿命。当我国现役飞行人员罹患高血压后，医学鉴定主要依据高血压病的分级、预后危险性、治疗效果及对飞行人员飞行能力的影响。对高危与极高危患者，鉴定时结论为飞行不合格。无危险因素暴露或仅有 1～2 个危险因素暴露的 1 级高血压患者，如果飞行人员无自觉症状或症状轻微，飞行耐力良好，或经过非药物治疗或药物治疗后疗效显著，可以得出结论为飞行合格。对患有高血压病的飞行人员，应当定期进行动态血压监测，以评估降压疗效及预测靶器官损害。

第二节　直立性低血压

一、概述

（一）定义与临床表现

直立性低血压（orthostatic hypotension，OH）又称为体位性低血压，1996 年美国自主神经科学学会（AAS）和美国神经病学会（AAN）按照以下标准判断是否为 OH，即从卧位转为立位 3 分钟以内，收缩压下降 ≥ 20mmHg 和（或）舒张压下降 ≥ 10mmHg，或在直立倾斜试验（head up tilt test，HUTT）中至少 60° 角、3 分钟内出现上述血压变化，可伴或不伴各种低灌注症状。

直立性低血压典型的临床症状主要为从卧位转为站立位的最初数秒内由于脑血流灌注不足而出现头晕（lightheadedness）、眩晕（dizziness）、视物模糊及视野狭窄，少数也可因肩颈部肌肉缺血而出现钝痛，其他的表现如心悸、虚汗、恶心等可能与高交感神经兴奋性有关，只出现于自主神经衰竭患者中。压力反射弧失功能而导致的直立性低血压也常伴有卧位高血压（有报道称可达 50%）及频繁的夜尿，这主要与压力反射弧也可调节以致不出现高血压相关。卧位高血压又会刺激肾素 - 血管紧张素 - 醛固酮系统，以减少水钠潴留，同时增加了夜尿。体位性呼吸困难及心绞痛非常少见，可能与冠状动脉及肺的低灌注有关。然而意识到上诉典型症状的人群较少，并且往往会感到虚弱，在坐位或卧位休息后症状得以好转。

（二）流行病学特点

本病随着年龄增长患病率升高。由于站立后测量血压的时机不同及人群年龄分布不一致，报道的 OH 患病率变化较大，为 5%～30%。以下三项研究具有一定的代表性：ARIC 研究（1987～1989 年）纳入了 13 152 名中老年人（平均年龄为 54 岁），根据定义测定的 OH 患病率为 5.1%（从站立后立即开始测血压，每 30 秒测一次，连续测 2 分钟，取平均值）。中国台湾省的一项研究纳入了 1638 名成年人，根据上述定义分年龄层测得的数据显示，20～29 岁 OH 的患病率为 7.6%，30～39 岁为 9.8%，40～49 岁为 16.9%，50～59 岁为 20.2%，60～69 岁为 25.8%，70 岁以上为 31.7%，平均为 15.9%。站立后第 1 分钟和第 3 分钟各测一次，任何一次符合标准即诊断 OH。韩国的一项人群调查纳入 8908 名人员，显示 40～69 岁人群中 OH 的患病率为 12.3%（站立后立即测血压）和 2.9%（站立 2 分钟后测血压）。

（三）病因与发病机制

正常人群可维持相似的卧位及立位血压，维持不同体位正常血压主要取决于以下 3 个方面：①正常的循环血容量；②完整的压力感受性反射；③灵敏调节的心血管中枢及自主神经兴奋性。调节不同体位血压的机制如图 1-2 所示。显然，低循环血量可导致 OH 的发生，这也解释了为什么在长时间行走或站立不动（行军或站军姿）时，在炎热的环境、发热、饮酒后，在就餐后（特别是自主神经衰竭患者进食大量糖类丰富的食物后）更容易出现 OH。前者导致血液积聚于下肢，中者导致外周毛细血管床扩张，后者导致内脏系膜血管扩张，从而导致循环血容量减少。压力感受性反射的灵敏性常随着年龄增长而减退，与此伴随发生的还有心脏的顺应性降低等，这也解释了患病率随着年龄增长而升高。神经源性直立性低血压（neurologic orthostatic hypotension）是 OH 的主要原因，根据病因又可以分为中枢与外周自主神经系统疾病，前者主要有多系统萎缩、帕金森病、单纯自主神经衰竭，这些疾病在招飞过程中不会见到。后者主要有糖尿病、淀粉样变性、自身免疫性疾病介导的神经病变等。除此之外还有相当大一部分 OH 无法明确病因。

为了更好地鉴别引起 OH 的原因，测量体位改变条件下血压变化的过程中同时监测心率改变极为必要，一般不伴有心率增快的 OH 常提示为神经源性，伴有心率增快（≥ 15 次 / 分）的 OH 则提示脱水或血容量不足的可能，而心率过度增快（≥ 30 次 / 分）则提示直立性心动过速（orthostatic tachycardia），可出现直立性不耐受（orthostatic intolerance）。

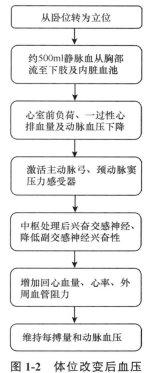

图 1-2　体位改变后血压的调节机制

（四）预防与治疗

由于直立性低血压的症状发生往往较为突然，且常可导致失能性症状，因此首先要注意预防症状的发生，包括不要从卧位到立位猛然起身，避免长时间斜躺，图 1-3 所示动作有利于减少外周血池容量，增强肌肉收缩力，增加心脏回心血量。多饮水、增加水钠摄入、少食多餐、戒酒也有利于减少直立性低血压的发生，减少降压药的应用也是有效的方法之一。

治疗主要包括药物性治疗和非药物治疗。非药物治疗如穿戴弹力袜、束腰带等。药物治疗 OH 的理想结果是选择性增加立位时交感神经的传出冲动，而不升高卧位血压。可选择的药物：① α_1 受体激动剂，如米多君、麻黄碱和伪麻黄碱等，盐酸米多君（midodrine）是目前美国食品药品监督管理局（FDA）批准的唯一用于治疗 OH 的药物，该药的缺点是可升高卧位血压，增加发生心脑血管疾病的风险；②皮质激素，如氟氢可的松有助于水钠潴留以增加血压；③胆碱酯酶抑制剂，如溴吡斯的明（pyridostigmine）在治疗 OH 时取得了一定的疗效，但增压效果有限，一般用于较轻症的 OH；④其他的药物，如促红细胞生成素、吲哚美辛等作用并不十分明确。然而，总体来说，目前的治疗方案均不太令人满意。

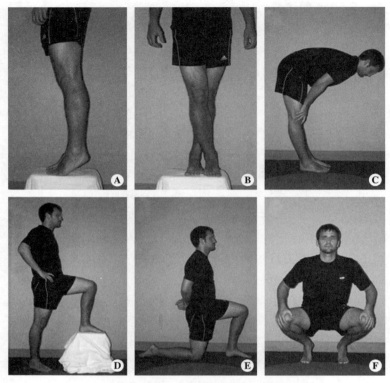

图 1-3 预防直立性低血压的方法

A. 踮脚；B. 腿交叉；C. 前倾；D. 登梯运动；E. 屈膝；F. 下蹲

（五）预后

血压偏低并没有明确的标准，体质性低血压（排除失血、脱水等低血容量性因素引起的低血压）本身不会导致器官损伤，也无相关研究提示其危险性，患者可长期无症状。但直立性低血压是晕厥和跌倒的独立危险因素。因晕厥而就诊的急诊门诊调查显示，24%～31% 的患者符合直立性低血压诊断标准。ARIC 研究（1987～1989 年）对 13 152 名中老年人进行了 13 年的随访，发现符合直立性低血压者 13 年间的全因死亡率为 13.7%，而无直立性低血压者全因死亡率仅为 4.2%。即便通过平衡性别、种族、年龄等因素，直立性低血压者的死亡风险仍是无此表现者的 2 倍（OR=2.0）。此研究还对比了中年人群（45～49 岁）及老年人群（60～64 岁）中各自有无直立性低血压的死亡风险，结果发现，中年人群中 OH 构成的死亡风险更大（HR=3.7），而老年人群相对偏低（HR=1.6）。OH 是一过性直立性不耐受（transient orthostatic intolerance）的原因之一，但出现不耐受最多见的原因是反射性晕厥（reflex syncope），包括血管迷走性晕厥（vasovagal syncope）和血管扩张性晕厥（vasodilatory syncope），两者都有突然的血压明显下降，但前者常伴有明显的心率降低，而后者则无。反射性晕厥常在疼痛或情绪刺激下突然发生。另外一个引起直立性不耐受的原因是体位性心动过速综合征（postural tachycardia syndrome），其发生率为 OH 的 5～10 倍。

二、体检方法

直立性低血压的测量方法：嘱受检者取仰卧位，建议应用电子血压计，以便能够及时测量血压及心率，同时降低因为水银泄漏而造成的污染。在仰卧位休息期间可询问其他内科病史，待学员恢复平静（3～5分钟休息时间）后测量卧位血压及心率，嘱学员从卧位转为立位，当双脚着地时开始计时测量血压及心率，站立后 1 分钟、3 分钟各测血压、心率一次，任何一次符合直立性低血压标准者即诊断为直立性低血压。对于直立性低血压者需询问其有无相关症状，如一过性黑矇、头晕、眩晕、肩颈痛、视物模糊，对于有症状或有直立性低血压者需进一步于神经科进行检查。由于尚无进行直立倾斜试验的条件，因此暂不予以应用该方法。由于单纯性血压偏低对预后并无明确的判断作用，在航空环境下也较直立性低血压提供更少的判断价值，建议通过逐年监测直立性低血压并建立相应的数据库，在未来以直立性低血压标准代替现行血压偏低标准。此外，麻黄碱对直立性低血压有掩盖作用，建议在进行耳鼻喉科检查前先完成血压监测。

三、航空医学考虑

对于所有的直立性低血压患者或有体位性症状者，考虑到在航空条件下受得频繁的加速度影响及患者可能出现的失能性症状，建议在医学选拔过程中予以淘汰。另外，直立性低血压患者高的全因死亡风险及出现晕厥的风险也不支持此类学员进入飞行人员行列的原因。对于现役飞行员中出现直立性低血压者，如不取消其飞行资格，需经神经内科医师及心血管医师全面评估。在现役飞行人员中完善直立性低血压教育，加强相应预防与直立性低血压相关的锻炼措施，有助于减少直立性低血压的发生。

第三节　心脏杂音

一、概述

心脏杂音（cardiac murmurs）是指在心音与额外心音之外，在心脏收缩或舒张时血液在心脏或血管内产生湍流所致的室壁、瓣膜或血管壁震动而产生的异常声音。其为临床常见的体征，也是心血管病常见的临床表现之一，对某些心血管病的诊断有重要意义。

（一）流行病学特点

一项对甘肃省酒泉地区 25 488 名 2～17 岁人群心脏杂音情况的流行病学调查研

究显示，心脏杂音检出率为 6.04‰，而经超声心动图证实先天性心脏病的发病率为 3.81‰。并且杂音越高，发生先天性心脏病的概率越大，存在显著正相关。此外，年龄越小，先天性心脏病的发病率越高，2～6 岁与 7～17 岁两年龄段之间比较差异有统计学意义。另有一项纳入了征兵体检和学生体检中发现心脏杂音的 240 例青少年研究，发现其中生理性杂音为 187 例，行超声心动图检查未见异常心脏结构和血流，仅见生理性三尖瓣反流，其中 170 例临床听诊时心脏杂音多为 1/6～2/6 级，17 例杂音为 2/6 级以上。

1997～2006 年，招飞体检中内科心脏杂音初检的淘汰率为 52.8%，全面检测淘汰率为 45.7%。

（二）病因与发病机制

心脏杂音可见于正常人，也见于心血管病及其他疾病者，如发热时血流加快，产生湍流。临床上，根据心脏有无器质性病变分为功能性杂音与病理性杂音（器质性杂音）。功能性杂音发生于无器质性改变的心脏，为生理性，常见于正常人，也可见于某些病理状态（如贫血、发热）。事实上，心脏有杂音并不一定代表有心脏病，绝大多数心脏有杂音者是健康的，只有极少数人心脏有问题。心脏杂音的产生可能与心脏的正常变异有关，有的人成年之后心脏杂音会自动消失，但很多人的心脏杂音伴随终身，没有任何危害，称为生理性杂音或功能性杂音，可见于儿童及青年、运动后、妊娠时。与生理性杂音不同的是病理性杂音，是心脏病的一种征象，如一些先天性心脏病、风湿性心脏病、感染性心内膜炎、心脏肿瘤等，一般都有明显的心脏杂音。器质性杂音往往有助于诊断心脏病的解剖学改变，如瓣膜口狭窄、异常通道或推断病因，如风湿性、先天性、梅毒性等。

心脏杂音产生的主要原因：①血流加速；②血液黏稠度降低；③瓣膜口狭窄或关闭不全，产生涡流；④异常血流通道；⑤心脏内漂浮物等。对于发现心脏杂音的成年人，心脏是否存在结构及血流异常，功能性或病理性杂音的区别依靠临床听诊常难以确定。收缩期杂音沿用 Levine 的六级分法，一般情况下，杂音越明显，临床意义越大。生理性杂音一般较弱，多在 1/6～2/6 级；病理性杂音较强，多在 3/6 级以上，但杂音的强度不是判断疾病轻重的可靠指标。当心脏杂音较弱时，也可能存在心脏结构异常。

（三）诊断与鉴别诊断

1. 诊断

（1）吸气时来自右心的多数收缩期及舒张期杂音均增强，呼气时则相反，呼吸可区别主动脉瓣与肺动脉瓣、二尖瓣及三尖瓣关闭不全的杂音。

（2）平卧使三尖瓣反流，半月瓣狭窄的杂音增强，主动脉瓣下肥厚狭窄的杂音减弱。左侧卧位时尤其在最初 6～10 次心动周期，二尖瓣狭窄的杂音增强。迅速下蹲可增加静脉回流、升高血压，使主动脉瓣下狭窄及二尖瓣脱垂的杂音减弱或消失，而使法洛四联症右到左的分流减少，经漏斗部狭窄的血流增多，杂音增强延长。

（3）心动周期长度，在心房颤动长周期或期前收缩代偿间歇后，左右流出道阻塞的收缩期喷射性杂音增强，而来自二尖瓣及室间隔的全收缩期反流性杂音则无变化。

（4）持续的声门紧闭强行呼气以增加胸膜腔内压，心室容量减少，使主动脉瓣下狭窄的杂音增强，二尖瓣脱垂的收缩晚期杂音变为全收缩期杂音，其他杂音多减弱。

（5）运动常使器质性心脏杂音明显增强，功能性杂音的响度改变不大。等长握力升高平均动脉压及心率，使主动脉瓣狭窄及瓣下狭窄的杂音减弱，二尖瓣反流或室间隔缺损的杂音增强。

（6）硝酸甘油可使体循环血管扩张、降压，随后反射性心动过速并增加右心静脉回流。当室间隔缺损、二尖瓣反流、主动脉瓣反流及主动脉瓣关闭不全时，心尖部听到的舒张中期隆隆样杂音减弱。相反，使左右流出道阻塞、三尖瓣狭窄及关闭不全，以及二尖瓣狭窄的杂音增强。

2. 鉴别诊断　心脏杂音主要需与心脏外杂音相鉴别。心脏外杂音起源于心脏外器官组织，并非心血管内的湍流引起，因其产生与心脏的活动有关，与心脏杂音相鉴别时，可依据听诊来确定。

（1）心包摩擦音：各种原因的急性心包炎在纤维蛋白渗出或渗液吸收阶段，当心脏舒缩时，脏层与壁层因发炎而变得粗糙的心包互相摩擦，产生的音响即为心包摩擦音。心包摩擦音为高调，类似皮革摩擦产生的声音，常在胸骨左缘第 3 ～ 4 肋间较响，可发生在收缩期、舒张期或两期皆有，呈往来性，可掩盖心音。一般在坐位、上身略前倾呼气屏住时易听到，加压听诊器胸件时声音增强。当摩擦音响亮而粗糙时，与收缩期杂音相似，但存在时间短暂，仅数小时至数天，这与杂音不同。心包摩擦音听诊似胸膜摩擦音，但停止呼吸时胸膜摩擦音可消失，而心包摩擦音仍随心脏搏动而出现。

（2）心肺性杂音：心脏搏动时挤压心脏附近的肺脏使肺内空气流动所致，多出现于收缩期。杂音局限于收缩中期，音调高，右心尖及沿心脏左缘易听到。吸气时较清晰，可突然消失。既见于胸膜与纵隔广泛粘连时，也见于正常人。

（3）周围血管杂音：部分健康人可在颈动脉及锁骨下动脉处听到一个似心脏吹风样杂音的声音，将听诊器胸件压在肱动脉、股动脉上也能听到血管杂音。动脉局部扩张（如动脉瘤）或狭窄（如动脉粥样硬化、缩窄性动脉炎）时，在病变部位无须加压相当于心脏收缩期即可闻及杂音；动静脉瘘的瘘管部位可闻及连续性杂音；主动脉瓣关闭不全时，用听诊器胸件轻压肱动脉或股动脉等大动脉，即可闻及两个杂音。主动脉瓣狭窄的收缩期心脏杂音可沿血流传出，能够在右锁骨下动脉或颈动脉处听到。另外，曲张的静脉处亦能听到连续性杂音。

（4）胸膜摩擦音：常出现在胸膜炎、胸膜不完全的炎症粘连、胸膜肿瘤结节、胸膜高度干燥、呼吸运动时两层互相摩擦发出干燥、断续的声音。呼气之末吸气之初最清晰，屏住呼吸即停止，深呼吸及用听诊器胸件加压可使之加强，胸膜摩擦音发生于心脏附近时，每次心搏均引起摩擦音——胸膜心包摩擦音。

二、体检方法

受检者应取坐位或仰卧位，必要时可嘱其变换体位。例如，二尖瓣杂音常在左侧卧位时听得清楚；主动脉瓣关闭不全的杂音于坐位或站立位时更为清晰。听诊时还应注意通过杂音在心动周期中出现的时间（收缩期或舒张期），最响的部位，音调高低、响度、音质（吹风样、隆隆样、机器声样、乐音样），是否传导、传导的方向，与运动、呼吸、体位和药物影响的关系等来判断其临床意义。

（一）心脏听诊

1. 心脏收缩期杂音按 6 级分法。生理性收缩期杂音一般指心尖区不超过 2 级，肺动脉瓣区不超过 3 级，主动脉瓣区不超过 1 级，且柔和、吹风样，不传导。心电图、X 线检查无异常发现。肺动脉瓣区收缩期杂音达 3 级者，须做心脏彩超检查。

2. 听诊对生理性和病理性心脏杂音难以鉴别时，可做心脏彩超、心音图、心向量图等检查进行鉴别。

3. 听诊发现期前收缩，每分钟不超过 5 次者，须立即做下蹲 15 次运动试验，之后连续听诊 3 分钟，如期前收缩消失，于两天内各复查一次，证明确实已消失者方可评为合格。

（二）杂音的判断

1. 杂音的分期　心音是划分心动周期的标志。第一心音标志着心室收缩期的开始，心脏杂音发生在第二心音与下一心动周期的第一心音之间，称为舒张期杂音。连续出现在收缩期和舒张期时，称为连续性杂音。无论收缩期杂音，还是舒张期杂音，按其出现时期的早晚、持续时间的长短均可分为早期杂音、中期杂音、晚期杂音和全期杂音。例如，肺动脉瓣狭窄常为收缩中期杂音；二尖瓣关闭不全的杂音可占据整个收缩期，并覆盖第一心音及第二心音。又如二尖瓣狭窄的舒张期杂音，常在舒张中期及晚期出现；而主动脉瓣关闭不全的杂音，常发生在舒张早期。临床上，收缩期杂音很多是功能性的，而舒张期及连续性杂音则均为病理性的。

2. 杂音的部位　由于部位及血流方向不同，杂音最响的部位也不同。通常杂音出现在某瓣膜听诊区最响，提示病变在该区相应的瓣膜处。例如，杂音在心尖部最响，提示病变在二尖瓣；在主动脉瓣区易响，提示病变在主动脉瓣；在肺动脉瓣区最响，提示病变在肺动脉瓣；在胸骨下端最响，提示病变主要在三尖瓣；如在胸骨左缘第 3、4 肋间听到粗糙而响亮的收缩期杂音，则可能为室间隔缺损。然而，主动脉瓣关闭不全的高音调递减型哈气样杂音，风湿性患者常在胸骨左缘第 3、4 肋间处（即主动脉第二听诊区）最响，而梅毒性所致者则在胸骨右缘第 2 肋间最著。

3. 杂音性质　由于病变部位及性质不同，杂音性质亦不同。其可为吹风样、隆隆样或雷鸣样、叹气样、机器声样及乐音样等。在临床上，吹风样杂音最多见于二尖瓣区和肺动脉瓣区，二尖瓣区粗糙的吹风样收缩期杂音，提示二尖瓣关闭不全；二尖瓣狭窄的特征性杂音为典型的隆隆样。主动脉瓣区叹气样杂音，为主动脉瓣关闭不全的特征性杂音。机器声样杂音主要见于动脉导管未闭。乐音样杂音常为感染性心内炎、梅毒性主动脉瓣关闭不全的特征。收缩期杂音的响度一般与病变性质有关，2 级以下杂音多为无害性杂音，3 级以上杂音大多为器质性病变所引起。但是，舒张期杂音不论其响度强弱都属于病理性。

4. 杂音的传导　不同的瓣膜或血管，不同病变所产生的杂音，通常有其特定的传导方向，一般常沿着产生杂音的血流方向传导，但也可向周围组织扩散。根据杂音最响的部位及其传导方向，可判断杂音的来源及其病理性质。例如，二尖瓣关闭不全的收缩期杂音在心尖部最响，并向左腋下及左肩胛下角处传导；主动脉瓣关闭不全的舒张期杂音在主动脉瓣第二听诊区最响，并可向左下方传导至胸骨下端或心尖部；主动脉瓣狭窄的收缩期杂音在主动脉瓣区最响，可向上传至颈部。有的杂音较局限，如二尖瓣狭窄的杂音常局限于心尖部；室间隔缺损的收缩期杂音常局限于胸骨左缘第 3、4 肋间处；肺动脉瓣区病变的杂音较局限。因此，如杂音仅局限在 1 个瓣膜区，则必为该瓣膜病变。如在 2 个瓣膜区都能听到性质和时期相同的杂音，为了判断杂音是来自于 1 个瓣膜区抑或两个瓣膜区，可将听诊器从其中的 1 个瓣膜区逐渐移向另 1 个瓣膜区来进行听诊。若杂音逐渐减弱，则为杂音最响处的瓣膜有病变；若杂音逐渐减弱，当移近另 1 个瓣膜区时，杂音又增强，则可能为 2 个瓣膜均有病变。

5. 杂音强度　杂音的强度取决于：①狭窄程度，一般情况下狭窄越重，杂音越强，但极度狭窄以至血流通过极少时，杂音反而减弱或消失；②血流速度越快，杂音越强；③狭窄口两侧压力差越大，杂音越强。例如，当心力衰竭、心肌收缩力减弱时，狭窄口两侧压力差减少，杂音则减弱或消失；当心力衰竭恢复使两侧压力差增大时，则杂音随之增强。为了判断收缩期杂音的强度，须将其进行分级：1 级是最弱的杂音，听诊时不能立即发现，须经仔细听诊方可闻及；2 级检查者将听诊器放于胸部听诊区立刻就可以听到比较弱的杂音；3 级中等响度的杂音；4 级较响亮的杂音，常伴有震颤；5 级听诊器的胸件刚触及皮肤就能听到的杂音，响度大，但离开皮肤则听不到，伴有震颤；6 级极响，听诊器不接触皮肤也可听到，有强烈的震颤。一般情况下，杂音越响，意义越大。但是，杂音强度不一定与病变程度成正比，病变较重时，杂音可减弱；相反，病变较轻时，也可听到较强的杂音。

三、航空医学考虑

在招飞体检中，心脏杂音的性质是判读合格与否的关键所在，而一旦确定为器质性杂音，则因其涉及的心脏病变多会产生不同程度的心功能障碍，限制了人的作业能力，而飞行活动会导致此种障碍愈发突出。因此，在招飞体检过程中，对心脏杂音性质的判别具有重要意义。对心脏杂音的检查结果需要综合判断，但是在经过一系列的听诊和辅助检查后，除外心脏生理性收缩期杂音，其他病理性杂音招飞体检不合格。对于听诊心脏杂音不良者，需结合当前症状、既往病史、超声心动图、心电图等检查综合评定。

第四节 心 肌 炎

一、概述

心肌炎是由各种病因引起的心肌肌层局限性或弥漫性的炎性病变，病变可累及心肌、间质、血管、心包或心内膜。

（一）流行病学特点

在我国，病毒性心肌炎较常见，临床表现通常与受损心肌的量有关，轻型心肌炎的临床表现较少，诊断较难，故病理诊断远比临床发病率高，其病程可以分为急性（3个月以内）、亚急性（3～6个月）和慢性（大于半年）。大多数成年人急性心肌炎患者经过适当治疗后能痊愈而不遗留任何症状或体征，极少数患者在急性期因严重心律失常、急性心力衰竭和心源性休克而死亡。通常病死率低于5%，但是10%～25%的急性病毒性心肌炎痊愈后可复发。部分患者急性期后心肌瘢痕形成，而遗留一定程度的心脏扩大、心功能减退、心律失常或心电图变化，还有部分病毒性心肌炎因心肌损害持续发展，产生顽固性心力衰竭，临床表现类似充血性心肌病。有40%～50%的慢性心肌炎患者在数月或数年后未经特殊治疗而开始康复，心功能可逐渐改善甚至可转至正常并维持稳定。心肌炎遗留的心律失常种类繁多，尤以室性期前收缩多见，多数预后良好，少数患者因三度房室传导阻滞需安置人工心脏起搏器治疗。

（二）病因与发病机制

心肌炎的诱发病因有很多，但主要还是由感染性因素、自身免疫性疾病、物理因素、化学因素引起。

1. 感染性因素　病毒如柯萨奇病毒、艾柯病毒、流感病毒、腺病毒、肝炎病毒等，细菌如白喉杆菌、链球菌等，以及真菌，立克次体，螺旋体和寄生虫等。以病毒性心肌炎最常见，真菌、寄生虫、立克次体或螺旋体引起的心肌炎则远比病毒性心肌炎和细菌性心肌炎少见。

2. 自身免疫性疾病　指机体对自身抗原发生免疫反应而导致自身组织损害所引起的疾病，如系统性红斑狼疮、巨细胞性心肌炎，大多数原因不明，可能与遗传、感染、药物及环境等因素有关。

3. 物理因素　如胸部放射性治疗引起的心肌损伤。

4. 化学因素　如抗生素、肿瘤化疗药物等。

（三）诊断与鉴别诊断

1. 诊断　心肌炎的诊断一般根据病因的特点、心脏相关的临床症状和体征、实验室检查发现的心电图异常、心肌坏死标志物升高、超声心动图的异常并排除其他心脏疾病时做出。心肌炎的确切诊断需要病理组织学证据，主要是心内膜心肌活检的结果，因其对治疗的指导意义有限而且有一定的操作风险，目前临床并不常规进行。在许多情况下，心肌炎的诊断有相当难度，如在病毒感染的病史不明显，而心肌坏死的标志物又正常时，即使有明确的心力衰竭和心律失常等心脏损害，心肌炎的诊断也将难以确定。在招飞体检时，心肌炎的诊断主要依靠询问病史。

2. 鉴别诊断

（1）心脏 β 受体功能亢进：年轻女性多见，主诉常多变，心电图常显示在 Ⅱ、Ⅲ 导联或 $V_1 \sim V_3$ 等右胸导联发生 ST 段、T 波改变及窦性心动过速，普萘洛尔试验可使 ST-T 恢复正常。心肌炎所致的 ST-T 改变系心肌损害所致，一般不能在普萘洛尔试验和用药治疗后短期内恢复正常。

（2）二尖瓣脱垂综合征：二尖瓣脱垂综合征和心肌炎在心电图上都可出现 ST-T 改变和各种心律失常。但是，本症多见于女性，在心前区有收缩中期 - 晚期喀喇音或伴收缩晚期或全收缩期杂音。M 型超声心动图检查显示二尖瓣后叶和（或）前叶的游离缘在收缩中期鼓入左心房，二尖瓣的前后叶在收缩期开始时相互接合，并稍向前移动，至收缩中期突然向后移动；或二尖瓣瓣叶体部在整个收缩期，呈全收缩期向后弓形凸出。二维超声心动图可示二尖瓣瓣叶对合的位置后移，二尖瓣叶在收缩期向上运动，超越主动脉瓣基底部与房室交界处的连线而鼓入左心房。

（3）冠心病：与心肌炎一样，可累及心肌。通常冠心病有易患因素，如高血压、高血脂、肥胖、糖尿病和吸烟。年龄多在 50 岁以上，如无心肌梗死，短期内出现心律失常且演变迅速，如一度房室传导阻滞在 1 ～ 2 天很快演变成二度、三度房室传导阻滞，则多考虑心肌炎的诊断。冠状动脉造影检查有助于诊断。

二、体检方法

实验室检查是心肌炎检查的主要方法：白细胞计数可升高，急性期红细胞沉降率可增速，风湿性心肌炎患者可有抗溶血性链球菌 "O" 升高。少数患者有血清酶如谷丙转氨酶（ALT）、乳酸脱氢酶（LDH）、肌酸磷酸激酶（CK）及其同工酶 CK-MB 升高，而外周血中自然杀伤细胞活力下降。此外，抗核抗体、抗心肌抗体、类风湿因子、抗补体抗体的阳性率常高于正常人，补体 C3 及 CH50 常低于正常人。在临床上还有下列辅助检查手段：

1. 心电图　心电图异常的阳性率高且为诊断的重要依据，起病后心电图由正常可突然变为异常并随感染的消退而消失，主要表现为 ST 段下移、T 波低平或倒置，少数患者可出现类似急性心肌梗死的心电图改变，如 ST 段弓背向上抬高和病理性 Q 波，以及各种心律失常的表现（24 小时动态心电图对了解心律失常有重要帮助）。

2. X 线检查　由于病变范围及病变严重程度不同，放射线检查亦有较大差别，1/3 ～ 1/2 的心脏扩大，多为轻中度扩大，明显扩大者多伴有心包积液，心影呈球形或烧瓶状，心搏动减弱，局限性心肌炎或病变较轻者，心界可完全正常，发生心力衰竭时出现肺淤血、胸腔积液的征象。

3. 超声心动图　可以判断是否有心脏扩大、左心室射血分数降低、心包积液等。

4. 血液检查　白细胞计数在病毒性心肌炎可正常、偏高或降低，红细胞沉降率大多正常，亦可稍增快，C 反应蛋白大多正常，心肌坏死标志物如 CK、CK-MB、肌钙蛋白（TnI）等在急性期升高，慢性心肌炎多在正常范围。

5. 心内膜心肌活检　可提供心肌炎的病理组织学证据，即心肌的炎症细胞浸润、心肌细胞的变性和坏死。

6. 病因学检查　伤寒时，血培养、大便培养可阳性，脓毒血症或菌血症时的血培养也可有细菌生长，病毒性心肌炎可从咽拭子或大便中分离出病毒，血清中特异抗体（中和、凝血抑制、补体结合）升高，柯萨奇病毒 IgM 抗体阳性。

在招飞体检过程中，应征者一般为健康青少年，不会出现心肌炎急性期患者。因此，相对有意义的是心肌炎病史。在病史采集时，应当注意技巧，旁敲侧击、全面细致，尽量避免遗漏。

三、航空医学考虑

大多数心肌炎患者经过适当治疗后痊愈，不遗留任何症状或体征，只有极少数患者在急性期因严重心律失常、急性心力衰竭和心源性休克而死亡。但是，仍有部分患者经过数周或数月后病情趋于稳定，但仍有一定程度的心脏扩大、心功能减退、心律失常或其他心电图变化，此种情况持续存在，大致为急性期后心肌瘢痕形成，成为后遗症，还有部分患者由于急性期后炎症持续，转为慢性心肌炎，逐渐出现进行性心脏扩大、心功能减退、心律失常，经过数年或 10～20 年后死于上述各种并发症，致使心脏结构和功能损害，不能完全恢复。此外，10%～25% 的急性病毒性心肌炎患者痊愈后可复发，复发后会严重影响军事训练及飞行任务的完成。因此，招飞体检标准规定心肌炎及其病史不合格。

第五节　先天性心脏病

一、概述

先天性心脏病是先天性畸形中最常见的一类，轻者无症状，重者可有活动后呼吸困难、发绀、晕厥等，症状有无与表现、疾病类型和有无并发症有关，年长儿可有生长发育迟缓。

（一）流行病学特点

据国内外资料统计，先天性心脏病发病率占全部活产婴儿的 0.6%～0.9%。据报道，在美国，约 1% 的活产新生儿患有先天性心脏病；2010 年，美国约有 110 万成年人患有先天性心脏病。回顾我国上海、北京等局部地区的流行病学研究结果，先天性心脏病的患病率为 4.24‰～7.16‰。

众多文献报道，检出的先天性心脏病中以室间隔缺损最多，占 30.4%～62.5%，其次为房间隔缺损（16.5%～31.2%）、动脉导管未闭（7.1%～8.2%），其他如肺动脉瓣狭窄、主动脉瓣狭窄及复杂先天性心脏病所占比例较小；发绀型先天性心脏病以法洛四联症为主，占3.8%。青海省的刘瑞昌、宋书邦报道称检出先天性心脏病中动脉导管未闭例数最多，分别占50.85%、42.6%；云南省的赵光敏调查发现以房间隔缺损为主（54.5%）。

（二）病因与发病机制

先天性心脏病的发病与以下因素有关：

1. 环境因素（10%） 高原地区动脉导管未闭及房间隔缺损发病率较高，先天性心脏病的发生可能与缺氧有关。

2. 胎儿周围环境因素（28%） 妊娠早期子宫内病毒感染以风疹病毒感染多见，常引起动脉导管未闭及肺动脉口狭窄，其次为柯萨奇病毒感染可引起心内膜弹性纤维增生症，此外羊膜病变、胎儿周围机械压迫、母体营养障碍、维生素缺乏及代谢病、母体用细胞毒类药物或较长时间射线照射均可能与本病的发生有关。

3. 遗传因素（10%） 先天性心脏病患者发生于同一家族，其病种相同或近似，可能由基因异常或染色体畸变所致。根据血流动力学结合病理生理变化，可分为三型：无分流型、左至右分流型和右至左分流型。

（三）诊断与鉴别诊断

常见的典型先天性心脏病通过症状、体征、心电图、X线和超声心动图检查即可做出诊断，并能估计其血流动力学改变和病变程度及范围。对合并其他畸形、复杂先天性心脏病者可结合心导管或心血管造影等检查，了解其异常病变程度、类型及范围，综合分析后做出明确的诊断。鉴别诊断主要是鉴别患者属于哪种先天性心脏病。

1. 动脉导管未闭、室间隔缺损、房间隔缺损 在疾病早期动脉的血分流到静脉，属于左向右分流型，无发绀；但到了晚期，心脏左侧的压力超过右侧，就出现了发绀。

2. 法洛四联症、大动脉转位、肺动脉瓣闭锁 由于部分或全部静脉血直接分流入动脉，属于右向左分流型，因此出生后就有发绀。

3. 肺动脉狭窄、主动脉狭窄、主动脉缩窄 尽管存在心脏畸形，但左右两侧之间无异常通道，属于无分流型，因此终身不出现发绀。

二、体检方法

先天性心脏病的诊断主要依靠病史采集、心脏听诊及超声心动图检查。首先应详细询问学员是否存在胸闷、憋气、运动能力低下、心悸等相关症状，是否做过超声心动图检查，是否曾经诊断过先天性心脏病。此外，还应当进一步对学员进行心脏听诊，对于杂音性质不良者或病理性杂音者，进一步行超声心动图检查。

三、航空医学考虑

先天性心脏病患者不仅有血流动力学异常和明确的心脏功能障碍，而且还会影响身体的正常生长发育，这对飞行过程中的高空缺氧、加速度载荷及飞行耐力明显不利，所以招飞体检标准规定有先天性心脏病及其病史者不合格。2012～2015 年我国空军招飞体检因先天性心脏病共淘汰 15 名学员，占总淘汰人数的 0.34%。该比例不高的原因可能是很多先天性心脏病如房间隔缺损早期分流不明显，因而杂音较弱或不产生杂音，招飞中会造成漏诊。我军现役飞行员中也发现过先天性心脏病的病例，更加印证了这一观点。因此，建议招飞过程中对所有学员行超声心动图筛查，尽早发现先天性心脏病学员，避免漏淘。

第 2 章

呼吸系统疾病

第一节　支气管哮喘

一、概述

支气管哮喘是由过敏原或其他非过敏因素引起的一种支气管反应性过度升高的疾病，通过神经体液而导致气道可逆性痉挛、狭窄，通常称为哮喘。

（一）流行病学特点

我国支气管哮喘的发病率各地不一，局部调查发病率为 0.5% ～ 2%，最高的报道达到 5.26%，可以发病于各个年龄段，超过半数的患者于 12 岁之前发病。成年男女的发病率相近，约 20% 的患者有家族史。但是，关于哮喘的发病机制还未完全阐明，包括变态反应、气道慢性炎症、气道高反应性、气道神经调节失常、遗传机制、呼吸道病毒感染、神经信号转导机制和气道重构及其相互作用等观点。哮喘发病的危险因素包括遗传因素和环境因素两个方面。遗传因素在很多患者身上都可以体现出来，如绝大多数患者的亲人（有血缘关系、近三代人）当中都可以追溯到有哮喘（反复咳嗽、喘息）或其他过敏性疾病（过敏性鼻炎、特应性皮炎）病史。大多数哮喘患者属于过敏体质，本身可能伴有过敏性鼻炎和（或）特应性皮炎，或者对常见的经空气传播的变应原（螨虫、花粉、宠物毛、真菌等）、某些食物（坚果、牛奶、花生、海鲜类等）、药物等过敏。

（二）诊断与鉴别诊断

1. 诊断

（1）反复发作喘息、气急、胸闷或咳嗽，多与接触变应原、冷空气，物理、化学性刺激及病毒性上呼吸道感染、运动等有关。

（2）发作时在双肺可闻及散在或弥漫性、以呼气相为主的哮鸣音，呼气相延长。

（3）上述症状和体征可经治疗缓解或自行缓解。

（4）除外其他疾病所引起的喘息、气急、胸闷和咳嗽。

（5）临床表现不典型者（如无明显喘息或体征），应至少具有以下一项肺功能试验阳性：

1）支气管激发试验或运动激发试验阳性。

2）支气管舒张试验阳性，FEV_1 增加 $\geq$ 12%，且 FEV_1 增加绝对值 $\geq$ 200ml。

3）昼夜呼气流量峰值（PEF）变异率 $\geq$ 20%。

符合上述（1）～（4）或（4）、（5）者，可以诊断为哮喘。

2. 鉴别诊断

（1）慢性阻塞性肺疾病：该疾病多见于具有长期吸烟史和（或）环境职业污染接触史者，中老年男性居多。常见症状为长期咳嗽、咳痰，喘息、胸闷，活动后呼吸困难，疾病急性发作时或疾病进入晚期、严重阶段，患者静息状态下即可能出现呼吸困难。在疾病的临床过程中，特别是对于较严重的患者，可能会发生体重下降、食欲减退、外周肌肉萎缩和功能障碍、精神抑郁和（或）焦虑等全身性症状。合并感染时可咳血痰或咯血。其特征为气流受限不完全可逆，呈进行性发展，而哮喘是可逆性气流受限。确诊需要肺功能检查：吸入支气管舒张剂后，$FEV_1/FVC < 70\%$。

（2）心源性哮喘：常见于有冠心病、风湿性心脏病、高血压性心脏病等老年患者发生急性左心衰竭时，发作时的症状与哮喘发作类似，可咳出粉红色泡沫状痰液。胸部 X 线检查和心脏超声检查可发现心脏增大、左心室射血分数降低等。

（3）大气道肿瘤或异物：气管或主支气管内发生肿瘤病变时，由于大气道梗阻，患者可能出现呼吸困难、喘鸣音等。但是对支气管扩张剂的反应差，胸部 CT、肺功能检查、气管镜检查等可提供相关诊断依据。

（4）其他少见疾病：如变应性支气管肺曲菌病、变应性肉芽肿性血管炎、嗜酸性粒细胞性肺浸润等，症状与哮喘类似，但按照哮喘治疗效果很差，需要进行一些必要的辅助检查，如经气管镜检查进行分泌物细胞分类及肺活检、外周血嗜酸性粒细胞计数、血清总 IgE 及真菌特异性 IgE 抗体、抗中性粒细胞胞质抗体、胸部 CT 及鼻窦 CT、肺功能检查等，甚至必要时需要进行开胸肺活检、肾活检、肌电图等检查。

二、体检方法

（一）物理检查

哮喘的主要症状包括出现发作性的咳嗽、胸闷、气喘和呼吸困难等症状，部分患者会出现胸痛，清晨和夜间两个时间段症状明显，遇到花粉、香水、宠物毛等有刺激的过敏原时也会引发，哮喘症状可在数分钟内发作，经数小时至数天，用支气管舒张剂或自行缓解，某些患者在缓解数小时后可再次发作。当哮喘发作时，患者胸廓胀满，呈吸气位，呼吸幅度减小，呼气期两肺有广泛的哮鸣音，肺部叩诊呈普遍性过轻音、肺界下降，心浊音界缩小。如果合并呼吸道感染，哮鸣音和湿啰音可同时存在。

（二）辅助检查

1. **血液常规检查**　发作时可有嗜酸性粒细胞升高，但多数不明显，如并发感染，可有白细胞计数升高，中性粒细胞比例升高。

2. **痰液检查**　可见较多嗜酸性粒细胞，如合并呼吸道细菌感染，痰涂片革兰氏染色、细胞培养及药物敏感试验有助于病原菌的诊断并指导治疗。

3. **呼吸功能检查**　是诊断哮喘的重要检查方法。本病的主要病理生理特征是阻塞性通气障碍、气道阻力升高。典型的肺功能改变为通气功能减低，第一秒用力呼气容积（FEV_1）、最大呼气中期流量（MMFR）、25% 与 50% 肺活量时最大呼气流量（V_{25}、V_{50}）均减低；气体分布不均；残气容积（RV）、功能残气量（FRC）和肺总量（TLC）增加；严重者肺活量（VC）减少。临床上常运用几项检查协助诊断和鉴别诊断，包括支气管激发试验、支气管舒张试验、呼气峰流速（PEF）等。

4. **血气分析**　哮喘严重发作时可有缺氧，血氧分压（PaO_2）和血氧饱和度（SaO_2）降低，由于过度通气可使二氧化碳分压（$PaCO_2$）下降，pH 上升，表现为呼吸性碱中毒。如重症哮喘，病情进一步发展，气道阻塞严重，可有缺氧及 CO_2 潴留，$PaCO_2$ 上升，表现为呼吸性酸中毒。如缺氧明显，可合并代谢性酸中毒。

5. **胸部 X 线检查**　早期在哮喘发作时可见两肺透亮度增加，呈过度充气状态；在缓解期多无明显异常。如并发呼吸道感染，可见肺纹理增加及炎症性浸润阴影。同时要注意肺不张、气胸或纵隔气肿等并发症的存在。

6. **特异性过敏原的检测**　放射性过敏原吸附试验（RAST）测定特异性 IgE，过敏性哮喘患者血清 IgE 可较正常人高 2 ～ 6 倍。在缓解期可做皮肤过敏试验判断相关的过敏原，但应防止发生过敏反应。

（三）病史问诊

在招飞医学选拔过程中，由于时间及条件的限制，对于支气管哮喘的诊断主要通过病史问诊来实现，包括询问学员出现的症状表现、就诊的医院、完善的检验检查、当时的诊断与处理及症状复发情况。

三、航空医学考虑

哮喘的病理改变主要是支气管黏膜水肿、充血、嗜酸性粒细胞浸润、上皮细胞基膜增厚，长期反复发作可致平滑肌增厚和肺泡过度充气。若支气管腔内有黏液阻塞，可引起肺叶不张，并且长期反复发作常常并发慢性支气管炎和肺气肿，形成阻塞性通气功能障碍。特别是急性发作时，会造成严重的呼吸困难甚至是呼吸和循环衰竭。如此呼吸功能障碍将对飞行操作造成严重威胁，故患有支气管哮喘及其病史者，招飞医学选拔过程中为不合格。

第二节 慢性支气管炎

一、概述

慢性支气管炎是气管、支气管黏膜及周围组织的慢性非特异性炎症。临床以咳嗽、咳痰或伴有喘息及反复发作为主要特征，每年发病持续3个月，连续2年或2年以上。

（一）流行病学特点

在普通人群中，慢性支气管炎的患病率＞3%，男性多于女性，以老年人为多并随着年龄的增长而增加。早期多无异常体征。急性发作期可在背部或双肺底听到干、湿啰音，咳嗽后可减少或消失。如合并哮喘，可闻及广泛哮鸣音并伴呼气期延长。但是，本病的病因尚不完全清楚，可能是多种因素长期相互作用的结果，主要归为以下三类。

（1）有害气体和有害颗粒，如香烟、烟雾、粉尘、刺激性气体（二氧化硫、一氧化氮、氯气、臭氧等）。

（2）感染因素，包括病毒、支原体、细菌等病原体感染是慢性支气管炎发生发展的重要原因之一。

（3）其他因素，如免疫、年龄和气候等因素均与慢性支气管炎有关。

临床表现为缓慢起病、病程长、反复急性发作而病情加重。其中，急性加重系指咳嗽、咳痰、喘息等症状突然加重，主要原因是呼吸道感染，病原体可以是病毒、细菌、支原体和衣原体等。

（二）诊断与鉴别诊断

1. 诊断 依据咳嗽、咳痰，或伴有喘息，每年发病持续3个月，且连续2年或2年以上，并排除具有咳嗽、咳痰、喘息症状的肺结核、肺尘埃沉着病、肺脓肿、支气管扩张、支气管哮喘等其他慢性气道疾病。

2. 鉴别诊断

（1）咳嗽变异型哮喘：以刺激性咳嗽为特征，灰尘、油烟、冷空气等容易诱发咳嗽，常有家庭或个人过敏疾病史。对抗生素治疗无效，支气管激发试验阳性可鉴别。

（2）嗜酸细胞性支气管炎：临床症状类似，X线检查无明显改变或肺纹理增加，支气管激发试验阴性，临床上容易误诊。诱导痰检查嗜酸细胞比例增加（≥3%）可以诊断。

（3）肺结核：常有发热、乏力、盗汗及消瘦等症状。痰液查找抗酸杆菌及胸部X线检查可以鉴别。

（4）支气管肺癌：多数患者有数年吸烟史、顽固性刺激性咳嗽或有咳嗽史，近期咳嗽性质发生改变，常有痰中带血。有时表现为反复同一部位的阻塞性肺炎，经抗菌药物治疗未能完全消退。痰脱落细胞学、胸部CT及纤维支气管镜等检查可明确诊断。

（5）肺间质纤维化：临床经过缓慢，开始仅有咳嗽、咳痰，偶有气短感。仔细听诊在胸部下后侧可闻及爆裂音。血气分析示动脉血氧分压降低，而二氧化碳分压可不升高。

（6）支气管扩张：典型者表现为反复大量咳脓痰或反复咯血，胸部 X 线片常见肺野纹理粗乱或呈卷发状，高分辨率螺旋 CT 检查有助诊断。

二、体检方法

（一）物理检查

早期多无异常体征。急性发作期可在背部或双肺底听到干、湿啰音，咳嗽后可减少或消失。如合并哮喘，可闻及广泛哮鸣音并伴呼气期延长。

（二）辅助检查

1. X 线检查　早期可无异常。反复发作引起支气管壁增厚，细支气管或肺泡间质炎症细胞浸润或纤维化，表现为肺纹理增粗、紊乱，呈网状或条索状、斑点状阴影，以双下肺野明显。

2. 呼吸功能检查　早期无异常。如有小气道阻塞，最大呼气流速 - 容量曲线在 75% 和 50% 肺容量时，流量明显降低。

3. 血液检查　细菌感染时偶可出现白细胞计数和（或）中性粒细胞百分比数升高。

4. 痰液检查　可做痰液培养检出致病菌或直接涂片可检出革兰氏阳性菌或革兰氏阴性菌，或大量被破坏的白细胞和已被破坏的杯状细胞。

（三）病史问诊

在招飞医学选拔过程中，由于时间及条件的限制，对于慢性支气管炎的诊断主要通过病史问诊来实现，包括询问学员出现的症状表现、持续的时间、就诊的医院、完善的检验检查及当时的诊断与处理，以及症状复发情况，青少年慢性支气管炎较少见，需注意与支气管哮喘相鉴别。

三、航空医学考虑

早期呼吸功能无明显影响，发展至晚期则支气管管腔变狭窄，细小支气管闭塞、塌陷或被痰液积聚堵塞，影响通气功能，发生不同程度的气道阻力增加，导致阻塞性通气功能障碍。如果发病因素持续存在，而治疗不彻底，加之呼吸道反复感染，可诱发肺气肿甚至肺源性心脏病而危及生命。无论是症状发作，还是肺通气功能障碍，均不利于飞行人员适应高空环境和飞行加速度负荷。

第三节　支气管扩张症

一、概述

支气管扩张症是常见的慢性支气管化脓性疾病，多继发于呼吸道感染和支气管阻塞，因支气管管壁损坏而扩张，同时伴有周围肺组织的慢性炎症。临床主要表现为慢性咳嗽、大量脓痰及反复咯血。

（一）流行病学特点

支气管扩张症多起病于儿童及青年时期，男性多于女性。支气管扩张症的症状与其病因及病变是局限的还是弥漫性的、症状轻重与支气管病变的轻重和感染程度有关，部分患者以咯血为唯一症状。在抗生素广泛应用前，支气管扩张症是病死率相当高的一种常见慢性呼吸系统疾病，随着抗生素的广泛应用，近50年发病率及病死率呈下降趋势。20世纪80年代甚至有学者认为特发性支气管扩张症已经相当少见，并将其归入"孤儿性肺病"，因而长期以来对这一疾病重视不够，缺少可靠的流行病学数据，据北美报道，该病的患病率约为0.06%。然而，高分辨率CT检查的应用提高了支气管扩张症的诊断率，使人们重新认识到支气管扩张仍属于常见病、多发病。在亚洲等低收入国家人群中由于卫生条件落后，婴幼儿时期感染、结核等发病率高，支气管扩张症更为多见，且为高发病率和高病死率的主要疾病之一。咯血的发生率各家报道不一，为57%～75%，咯血量可从痰中带血至一次数百毫升，甚至因窒息死亡。支气管扩张症为良性疾病，患者可存活多年，但大咯血对生命有很大威胁。如果病变反复恶化，使全肺或部分肺毁损，则形成肺源性心脏病（肺心病）甚至右心衰竭，合并的症状有上呼吸道感染及鼻窦炎、扁桃体炎等。

（二）诊断与鉴别诊断

1. **诊断**　根据患者曾患麻疹、百日咳或病毒性肺炎及支气管哮喘等病史，长期咳嗽、大量咳痰，尤其是在清晨及夜间为甚，肺部啰音固定及经久不消等临床表现；胸部X线检查表现为粗乱肺纹理中有多个不规则的蜂窝状透亮阴影，或沿支气管的卷发状阴影可做出初步诊断。可通过胸部CT检查或支气管造影确诊。另外，高分辨率CT检查能显示次级肺小叶为基本单位的肺内微细结构，已逐步取代支气管造影检查。

2. **鉴别诊断**

（1）慢性支气管炎：有时和支气管扩张不易鉴别，但多发于40岁以上的患者，咳嗽、咳痰症状以冬春季为主，痰为白色泡沫状，感染急性发作时，可呈脓性，痰量较少，且无反复咯血史。肺部干、湿啰音散在分布。

（2）肺脓肿：有大量咳嗽、咳脓痰史，但起病较急，有寒战、高热等中毒症状，胸部X线片可发现脓肿阴影或脓腔。需注意慢性肺脓肿常并发支气管扩张，支气管扩张也易发生肺脓肿。对于此类患者，首先应行抗感染治疗，炎症消退后行CT或支气管造影，可明确诊断有无支气管扩张症。

（3）肺结核：可有慢性咳嗽、咳痰，但常有午后低热、盗汗、消瘦等全身结核中毒表现，痰量很少。病变多在上叶，体征为肺尖或锁骨下区轻度浊音和细湿啰音。X 线检查可发现病灶，可有钙化，痰涂片可发现抗酸杆菌。

（4）支气管肺癌：干性支气管扩张症以咯血为主，有时易误诊为肺癌。但后者多发生在 40 岁以上的男性吸烟者，行胸部 X 线检查、胸部 CT、痰细胞学检查和纤维支气管镜检查等可做出鉴别。

（5）先天性支气管囊肿：与支气管相通合并感染时可有发热、咳嗽、咳痰及反复咯血。X 线检查可见边缘整齐光滑、圆形或卵圆形的阴影，多位于上肺野，有时可有液平面。支气管或肺血管造影有助鉴别。

二、体检方法

（一）物理检查

临床表现主要为咳嗽、咳痰、咯血、反复呼吸道和肺部感染及全身慢性感染和中毒症状。早期及轻症支气管扩张症无特异性体征，一般患者在病变局部有持久存在的湿啰音，咳嗽排痰后仅暂时消失，如双侧叩诊呈浊音，有广泛的干啰音，则说明支气管扩张症合并支气管炎。杵状指多见，偶可见慢性鼻窦炎所致的鼻息肉，在肺基底部可闻及捻发音、喘鸣音和粗糙的呼气期干啰音。

（二）辅助检查

1. 实验室检查　感染明显时血白细胞升高，核左移。典型的痰液在放置数小时后可分为三层：上层为泡沫，中层为黏液，下层为黄绿脓性物和坏死组织，如有厌氧菌生长，痰有恶臭，培养可见致病菌。抗菌药物敏感性试验、针对囊性纤维化的 Sweat 试验、血清免疫球蛋白测定（B 淋巴细胞）、淋巴细胞计数和皮肤试验（T 淋巴细胞）、白细胞计数和分类（中性粒细胞、嗜酸性粒细胞、嗜碱性粒细胞、淋巴细胞、单核细胞）、补体成分测定（CH50、C3、C4）都有助于支气管扩张时诊断与鉴别。

2. 胸部 X 线检查　支气管扩张症好发的部位是双下叶、中叶、左下叶加舌段、右中下叶，因此 X 线片上的改变常局限在这几个部位，有正侧位片就能明确范围，即使双侧广泛支气管扩张症中也常有部分支气管正常。大约 10% 的患者 X 线片完全正常，大部分 X 线片上有些无特异性改变，支气管扩张症由轻到重，病理改变非常复杂，X 线片上的表现也是多种多样。

3. CT 断层扫描　一般不单靠 CT 断层扫描诊断支气管扩张症，普通后前位或后斜位片上能见到肺内的各种变化、扩张而又通畅的支气管，但不能明确范围，现在的薄层 CT 对支气管扩张症的显示更清楚，CT 扫描更好地显示了支气管周围炎症和肺间质病变。CT 影像的特性依赖支气管扩张的数量、大小、类型和范围及病变支气管的横断面与 CT 断面的对应程度。

4. 支气管造影　可以确诊支气管扩张症的存在、病变的类型及分布范围。由于造影有一定的痛苦及危险，因此，如无手术适应证，仅准备内科治疗者，不必造影，因支气管扩张症的治疗同一般肺化脓症，不是非要准确了解其支气管改变情况不可。只有考虑手术治疗或将来有可能要手术时才必须明确诊断及病变范围，以便决定能否手术及手术方式。

5. 纤维支气管镜检查　诊断支气管扩张症一般不需要行纤维支气管镜检查，但下列几种情况除外：①除外异物堵塞所致支气管扩张症；②了解有无支气管内肿物存在，肺癌发病较快，在较短时间内发生阻塞性肺炎或肺不张，良性肿瘤、息肉等因生长缓慢，可能长期堵塞致扩张；③脓痰很多，体位引流及药物治疗效果不佳者；④大咯血需行支气管动脉栓塞术者；⑤如果支气管造影不满意，必要时随即行选择性造影；⑥检查支气管残端有无肉芽、线头、溃疡等，并了解出血来源；⑦怀疑有某种特异感染，如真菌。

6. 肺功能检查　包括通气、换气功能及血气分析，内科治疗的患者重复检查可比较和衡量治疗效果，估计预后。

7. 同位素扫描检查　了解双侧肺血流灌注情况，对决定切除方式及预测术后情况有帮助。

（三）病史问诊

在招飞医学选拔过程中，由于时间及条件的限制，对于支气管扩张症的诊断主要通过病史问诊来实现，包括询问学员出现的症状表现、就诊的医院、完善的检验检查及当时的诊断与处理，以及症状复发情况，对于高度怀疑又不能明确诊断者可行胸部高分辨率 CT（high resolution CT，HRCT）以明确判断。

三、航空医学考虑

支气管扩张症病变多发生于段以下支气管，黏膜有溃疡形成，依次损害管壁弹性纤维、平滑肌和软骨而致支气管扩张，并常有伴行动脉的终末端扩张，形成血管瘤，破裂时引起大量咯血。事实上，如果病变局限，肺功能可以没有明显变化，一旦范围扩大则致阻塞性通气功能障碍。飞行中的高空缺氧和加速度作用时的气体交换功能下降，都决定了患有支气管扩张症者及有该病史者为不合格。

第四节　肺　气　肿

一、概述

肺气肿是指呼吸性细支气管、肺泡管、肺泡囊和肺泡等终末细支气管的气腔弹性减退、过度膨胀、充气，导致肺容积增大。按发病原因，肺气肿有如下几种类型：老年性肺气肿、代偿性肺气肿、间质性肺气肿、灶性肺气肿、旁间隔性肺气肿、阻塞性肺气肿。

（一）流行病学特点

通常认为肺气肿是由多种原因引起的，如呼吸道长期感染、吸烟、大气污染、职业性粉尘和有害气体长期吸入、过敏等，均可引起慢性阻塞性肺气肿。其表现为①支气管长期的慢性炎症导致支气管管腔狭窄，形成支气管尤其是终末细支气管不完全阻塞，吸气时气体容易进入肺泡，呼气时由于胸膜腔内压增加使支气管管腔闭塞，残留肺泡的气体增加，造成肺泡充气过度。②支气管长期的慢性炎症破坏小支气管，尤其是终末细支气管的管壁软骨，使终末细支气管失去管壁正常的支架作用，肺气肿的病因是吸气时支气管舒张后气体尚能进入肺泡，但呼气时支气管过度缩小、陷闭，阻碍气体排出，肺泡内积聚多量的气体，使肺泡明显膨胀和压力升高。③肺部慢性炎症使中性粒细胞和巨噬细胞释放的蛋白分解酶增加，损害肺组织和肺泡壁，致多个肺泡融合形成肺大疱或肺气肿，香烟中的某些成分也可通过细胞毒性反应和刺激活性细胞而使中性粒细胞、巨噬细胞释放弹性蛋白酶，促进上述损害肺组织和肺泡壁过程。④肺泡壁的毛细血管受压、血液供应减少、肺组织营养障碍也可引起肺泡壁弹性减退，促成纤毛减少。部分终末细支气管管腔呈纤细狭窄或扭曲扩张，管腔内有痰液存留，细支气管周围血管内膜也可增厚或管腔闭塞。其中，慢性支气管炎并发肺气肿时，临床表现在咳嗽、咳痰的基础上出现逐渐加重的呼吸困难。

（二）诊断与鉴别诊断

1. 诊断　根据慢性支气管炎的病史，以及发病缓慢和多有慢性咳嗽、咳痰史。早期症状不明显，或在劳累时感觉呼吸困难，随着病情发展，呼吸困难逐渐加重，以至于难以胜任原来的工作。慢性支气管炎在并发阻塞性肺气肿时，在原有的咳嗽、咳痰等症状基础上出现逐渐加重的呼吸困难。当继发感染时，出现胸闷、气急、发绀、头痛、嗜睡、神志不清或精神恍惚等呼吸衰竭症状。

2. 鉴别诊断

（1）慢性支气管炎：临床表现为慢性咳嗽、咳痰，每年至少 3 个月，连续 2 年以上，部分患者伴有喘息。一般发生在中老年人，有长期吸烟史。体检时肺部可闻及干、湿啰音。胸部 X 线检查可见两肺肺纹理增多。

（2）支气管扩张症：临床表现为长期咳嗽、咳大量脓性痰及反复咯血，部分患者可有杵状指（趾）。支气管造影、胸部 CT 可确诊支气管扩张症。

（3）支气管哮喘：临床表现为突然发作性呼吸困难、端坐呼吸及发绀，体检时可有呼吸音延长、双肺明显的哮鸣音，血气分析及肺功能检查有助于诊断。

（4）肺结核：肺结核患者多有结核中毒症状或局部症状（如发热、乏力、盗汗、消瘦、咯血等）。经胸部 X 线检查和痰结核菌检查可以明确诊断。

（5）肺癌：患者年龄常在 40 岁以上，特别是有多年吸烟史，发生刺激性咳嗽，常有反复发作或持续的咯血，或者慢性咳嗽性质发生改变。胸部 X 线检查可发现有块状阴影或结节状影，或阻塞性肺炎。以抗生素治疗，未能完全消散，应考虑肺癌的可能，查痰脱落细胞经纤维支气管镜活检一般可明确诊断。

（6）硅沉着病及其他肺尘埃沉着病：有粉尘和职业接触史。胸部 X 线检查肺部可见矽结节、肺门阴影扩大及网状纹理增多。

二、体检方法

（一）物理检查

胸廓前后径增加，呈桶状胸，肋间隙变宽，呼吸运动减弱；触诊语颤减弱或消失；肺气肿的检查叩诊呈过清音，肺下界和肝浊音界下移，心浊音界缩小或不易叩出；听诊双侧呼吸音降低，呼气延长，心音遥远；合并感染时双侧肺底偶闻及干、湿啰音；严重者出现发绀、水肿、颈静脉怒张体征；剑突下出现心脏搏动，较心尖部明显增强，提示并发早期肺源性心脏病。

（二）辅助检查

1. X 线检查　胸部 X 线正位片可见胸廓扩张，双侧肋间隙增宽，肋骨变平，胸廓活动减弱，膈肌降低且变平，双侧肺野透亮度增加，肺纹理稀疏。肺血管纹理外带纤细、稀疏和变直，内带血管纹理增粗和紊乱。心影呈悬垂位、狭长。部分患者可见局限性透亮度升高，提示局限性肺气肿或肺大疱。也有部分肺气肿患者因合并早期肺源性心脏病、肺动脉高压而表现为肺纹理增加、肺动脉增宽。胸部侧位片可见胸廓前后径增加，胸骨后间隙扩大。

2. 心电图检查　一般无异常，有时可呈低电压。

3. 呼吸功能检查　对诊断阻塞性肺气肿有重要意义。肺气肿的诊断表现：①通气功能障碍，如第一秒用力呼气量占用力肺活量的比值＜ 60%，最大通气量低于预计值的80%，最大呼吸流量曲线中呼气流量明显下降；②肺活量下降，残气及肺总量增大，残气 / 肺总量＞ 40%，说明肺过度充气；③部分患者表现出肺弥散功能减低；④经支气管扩张剂治疗后肺功能无明显改善，残气量增高。

4. 血液气体分析　动脉血气分析常出现明显缺氧和二氧化碳潴留时动脉血 PaO_2降低，$PaCO_2$升高，并可出现失代偿性呼吸性酸中毒，pH 降低。

5. 血液和痰液检查　一般无异常，继发感染时似慢性支气管炎急性发作表现。

6. 进一步检查项目　胸部 CT 可帮助区别肺气肿的类型及综合判断肺气肿的程度。

（三）病史问诊

在招飞医学选拔过程中，由于时间及条件的限制，对于肺气肿的诊断，主要通过病史问诊及 X 线检查来实现，病史问诊包括询问学员出现的症状表现、就诊的医院、完善的检验检查及当时的诊断与处理，以及症状复发情况。

三、航空医学考虑

肺气肿的发生是因为肺组织弹性日益减退，肺泡持续扩大，回缩障碍，残气容积及其占肺总量的百分比增加。大量肺泡周围的毛细血管受膨胀肺泡挤压而退化，致使肺毛细血管大量减少，肺泡间血流量减少，部分肺组织虽有通气但无血液灌流，导致生理无效腔增大，部分肺组织虽有血液灌流但肺泡通气不良，不能参与气体交换。肺泡及毛细血管丧失，弥散面积减少，产生通气与血流比例失调，肺脏换气功能发生障碍。通气和换气功能障碍可引起缺氧和二氧化碳潴留，发生不同程度的低氧血症和高碳酸血症，最终出现呼吸功能衰竭。飞行中出现呼吸功能障碍将导致严重的空中适应不良，危及飞行安全，所以招飞体检发现肺气肿及其有该病史者不合格。

第五节　肺　　炎

一、概述

（一）流行病学特点

肺炎（pneumonia）是指远端肺部包括终末气道、肺泡和肺间质的炎症。肺炎的产生是两方面综合作用的结果，即病原体的侵入和宿主免疫力的相对减弱。可引起肺炎的病原体主要有细菌、病毒、真菌、寄生虫等微生物，以及支原体、衣原体、军团菌、立克次体等非典型病原体。另外，放射线、吸入性异物等理化因素如胃酸和药物等也可致病。肺炎按病程可主要分为急性肺类、慢性肺炎，按部位可分为大叶性肺炎、小叶性肺炎和间质性肺炎。

肺炎常因吸入病原体所致，可见于所有人群，儿童及年老体弱者发病率较高，无明显性别差异。20 世纪初及之前由于抗生素使用的规模小、程度低，主要以肺炎球菌感染引起的大叶性肺炎最为常见；其后随着抗生素的大量使用（在我国尤为普遍），典型的大叶性肺炎逐渐减少，耐药性肺炎球菌逐渐增加，我国大陆地区青霉素耐药菌的检出率2009 年约为 26.4%、2010 年约为 23.4%，红霉素不敏感肺炎球菌的检出率在 2009 年高达96.4%。当前支原体感染引起的肺炎已逐渐成为主要致病因素，刘又宁等对我国城市人口成人社区获得性肺炎多中心（纳入的城市有北京、上海、广州、西安、成都、杭州、沈阳）的调查结果显示，排名前列的肺炎病原体依次是支原体 20.7%、肺炎链球菌 10.3%、流感嗜血杆菌 9.2%、肺炎衣原体 6.6%、肺炎克雷伯菌 6.1%。个别调查还提示，支原体肺炎在不同地域其发病年龄也有差异，如武汉地区 12 岁以上的青少年及成人发病率高，而儿童较低；广州地区 3 ～ 44 岁发病率相对较低，其余年龄发病率高。肺炎的病因病理分类及发展转归多且复杂，因本书主要探讨和招飞体检相关的问题，故在此只重点介绍典型病例，如大叶性肺炎、小叶性肺炎和支原体肺炎。

大叶性肺炎（lobar pneumonia）是主要由肺炎链球菌引起的急性肺部炎症，多见于青壮年，多发于冬季和春季。大叶性肺炎的病变主要在肺泡，极少累及支气管和肺间质，典型的病理改变有四期：①充血期，发病 12 ～ 24 小时，受累肺部毛细血管扩张充血，肺泡内有浆液性渗出；②红色肝样变期，2 ～ 3 天后大量纤维蛋白及红细胞填充肺泡，切面呈红色肝样；③灰色肝样变期，再过 2 ～ 3 天，肺泡内红细胞减少，被大量白细胞取代，切面呈灰色肝样；④消散期，约发病 1 周后，肺泡内渗出物被溶解吸收，肺泡逐渐恢复正常。一般大叶性肺炎的预后较好，但由于抗生素的广泛应用，其病理表现方面很难见到典型的红色与灰色肝样变期。

小叶性肺炎（lobular pneumonia，broncho pneumonia）又称支气管肺炎，以肺炎链球菌和葡萄球菌感染最为常见，多见于婴幼儿及年老体弱者。小叶性肺炎主要累及支气管和细支气管，病变以小叶支气管为中心，通过终末支气管累及肺泡，在肺泡内和支气管周围产生炎性渗出物，呈散在分布，也可融合成片，因其炎性渗出和水肿易导致小叶支气管阻塞，故可出现小叶性肺气肿和肺不张。

支原体肺炎（mycoplasma pneumonia）是由支原体引起的以间质改变为主的肺炎。支原体小于细菌而大于病毒，可由口鼻分泌物经空气传播，引起流行性感染。支原体在肺内主要引起支气管、细支气管黏膜及其周围间质充血、水肿，在肺泡内产生浆液性渗出，严重者可引起广泛出血。

总结以上流行病学特点不难发现，应届高中生这一年龄阶段（16 ～ 19 岁）主要以大叶性肺炎最常见，支原体肺炎其次。

肺炎的治疗主要是使用敏感抗生素及止咳、化痰、平喘等对症治疗，多数疗效可靠。其中，以大叶性肺炎合理治疗预后较好。

（二）诊断与鉴别诊断

1. 诊断

（1）大叶性肺炎：临床表现是起病急，突发高热、寒战，可有胸痛、咳嗽，典型症状者可咳铁锈色痰，对应红色肝样变期的病理改变。红色、灰色肝样变期叩诊可闻及实变浊音，听诊可有呼吸音减低和啰音。实验室检查：白细胞计数及中性粒细胞百分比显著升高。

（2）小叶性肺炎：临床症状严重，多有高热、咳嗽、脓痰，部分可伴有呼吸困难、发绀及胸痛，听诊可闻及湿啰音。实验室检查：白细胞计数升高。

（3）支原体肺炎：临床表现多较轻，患者可有疲惫感、低热、咳嗽、咳少量白色黏痰，少数患者可发生高热或胸痛。实验室检查支原体抗体呈阳性。支原体肺炎的病程为 2 ～ 3 周，少数治疗不及时或病变严重者可能进展至肺脓肿。

2. 鉴别诊断　小叶性肺炎需与慢性支气管炎、支气管扩张症相鉴别，与慢性支气管炎鉴别的要点主要在于病史，慢性支气管炎有长期咳嗽、咳痰，部分伴有喘息的病史，每年累计 3 个月以上，持续 2 年以上。慢性支气管炎易发展至肺气肿，产生更严重的肺组织损害。

支气管扩张症是支气管及周围肺组织因慢性化脓性炎症和纤维化，致其管壁肌组织和弹性纤维破坏，而引起支气管持久扩张。支气管扩张可在麻疹、百日咳、支气管肺炎基础上发展而成，部分患者有遗传因素，其临床症状严重，表现为慢性咳嗽、咳大量脓痰，合并厌氧菌感染时可有腥臭味，预后不佳。

二、体检方法

肺炎多通过临床表现和体征并结合检验结果来诊断，而影像学检查是一种重要的辅助检查手段，有些疾病甚至可有独特的影像学表现。常规影像学检查主要是拍摄胸部正侧位 X 线片，较复杂的病例可以通过检查胸部 CT 来辅助诊断。

（1）胸部 X 线正侧位片表现为两肺某肺段内大片均匀的致密影，局限在某肺段轮廓内（图 2-1、图 2-2），应考虑大叶性肺炎，主要是因为在红色和灰色肝样变期，其病理改变为局部肺组织的实变。另外，该实变的肺组织与含气的支气管相衬托，在 CT 上可表现为"空气支气管征"（图 2-3）。目前由于临床治疗干预的早，多数大叶性肺炎在 X 线片上表现出的片状致密影并不典型，而呈现出范围更局限、边界不甚清晰的小片状致密影（图 2-4）。

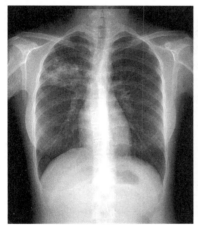

图 2-1　患者，男性，20 岁，右肺上叶可见斑片状致密影，范围局限、边缘模糊

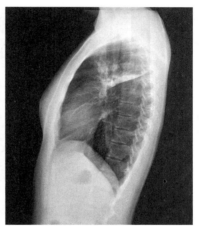

图 2-2　与图 2-1 为同一患者，胸部侧位 X 线片示病灶局限，未突破水平裂

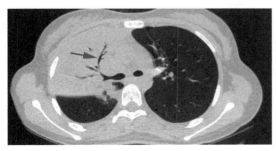

图 2-3　与图 2-1 为同一患者，CT 检查示实变的病灶内穿行的支气管（箭头所示）

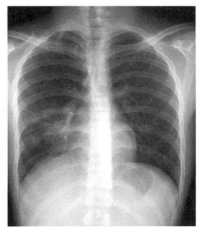

图 2-4　患者，男性，16 岁，范围更局限的大叶性肺炎

（2）两肺中下叶的内带、中带出现炎性病灶并沿支气管分布，呈现出斑片状或斑点状密度增高影，边缘较淡且模糊，部分病灶可融合成范围较大的片状，考虑为小叶性肺炎（图2-5）；病变严重者局部可形成薄壁空洞，胸部X线片上显示为斑片状高密度影中出现环形透亮影。小叶性肺炎在CT上显示多为腺泡样小片状实变影，边界不清，可融合成大片（图2-6），有空洞者显示清楚。

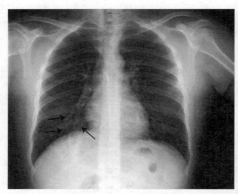

图2-5 患者，男性，19岁，右下肺炎症，可见沿支气管分布的斑片状密度增高影，边缘较淡、略模糊（箭头所示）

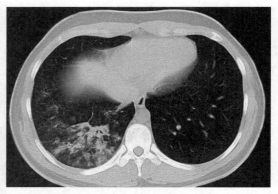

图2-6 CT示右肺下叶融合成片的密度增高影，密度不均，边缘模糊

（3）胸部X线片上以肺纹理增多或呈网状影改变，多见于两肺下叶，呈节段性分布者考虑支原体肺炎（图2-7），其病理为肺间质性改变，当肺泡渗出较多时可呈斑点状模糊影，少数可表现为类似大叶性肺炎的大片实变影。支原体肺炎最典型的X线片表现是自肺门旁向外侧肺野伸展的大片扇形影，内实而外缘逐渐变淡，较淡的病灶中可见肺纹理影。CT检查可清楚显示肺纹理增粗及病灶内走行的肺纹理（图2-8）。

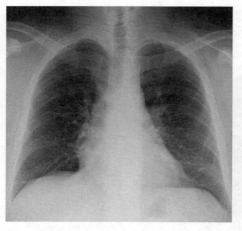

图2-7 患者，男性，29岁，胸部X线片见两肺下叶肺纹理增多，呈网状改变，以左下肺为著

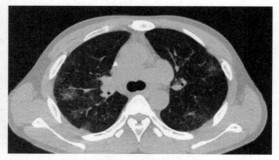

图2-8 胸部CT肺窗示两肺下叶肺纹理增粗，交叉成网状，散在斑片状密度增高影

（4）需要注意鉴别的是，两肺上叶肺尖部的斑点、斑片状密度增高影多为肺结核的表现，少数为大叶性肺炎；肺部因急性病变呈片状的大小不一、单双侧均可的磨玻璃样密度改变多为严重急性呼吸综合征（severe acute respiratory syndrome，SARS）的表现，即传染性非典型肺炎；肺部任何部位发生的直径小于 5cm 的类圆形、密度均匀的中等密度影可考虑为炎性假瘤（图 2-9），少数可达 10cm 以上，瘤内偶可见斑点状钙化影；胸部 X 线片表现为大片致密影，密度均匀且边界模糊，内有光滑空洞，空洞中可见液平面者考虑为肺脓肿（图 2-10、图 2-11）。

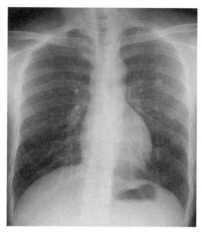

图 2-9 患者，男性，23 岁，胸部 X 线片示左肺上叶第 6 后肋中上缘类圆形密度均匀的增高影，边界清楚

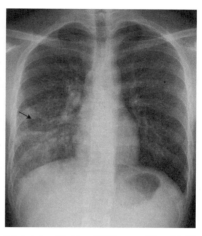

图 2-10 患者，男性，18 岁，胸部 X 线片示右下肺大片状密度增高影，边界模糊，其内可见较大厚壁空洞，洞壁尚光滑

三、航空医学考虑

肺炎这类病变虽常见，但其发生发展变化复杂。在高空低气压环境下，肺容量扩张而氧分压下降，正常人都存在通气不足及通气 / 血流比下降的趋势，如有肺部结构的病理性改变，如慢性支气管炎、肺气肿、支气管扩张症等，必定会加重通气障碍而导致缺氧、呼吸困难等临床症状，影响飞行安全。因此，存在明确的慢性肺部疾病、在影像学检查中能清楚显示者

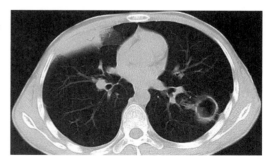

图 2-11 肺脓肿空洞在 CT 肺窗上的表现：左下肺后外侧

都不适合纳入招飞选拔。而对急性肺炎这类可能很快治愈，也可能迁延不愈甚至恶化的病种，要更加慎重评估，影像学表现较轻、范围较局限的类似大叶性肺炎者可根据检验结果、全身状况的好坏进行综合评定，但要限期治愈，不留明显后遗症；对于其他病灶分散、密度不均、边界不清的肺炎者则应慎重考虑。

第六节 肺 结 核

一、概述

（一）流行病学特点

结核病是由结核分枝杆菌引起的慢性传染病，可累及多种脏器，其中肺结核（pulmonary tuberculosis）最为常见。肺结核的传染源主要是带菌者，人感染结核杆菌后不一定马上发病，只有在细胞介导的变态反应显著增高或机体免疫力下降时才可能引起病变，如能及时诊断并合理治疗，肺结核多可治愈。

肺结核在我国的疫情仍较为严重，据世界卫生组织 2011 年的报道，2010 年全球新发肺结核 880 万，其中我国约占 130 万，位于印度之后居世界第 2 位。任正洪调查研究提示，我国肺结核新发病例自 2005 年以来呈逐渐下降趋势，且发病具有周期性和季节性，每年冬春季节为高发期。我国肺结核病例 80% ～ 85% 在农村，城市中以老城区和人口密集地区发病率高，未见报道有明确的地域性差异，青壮年为主要发病人群，其中30 ～ 60 岁为发病高峰年龄，人数约占总数的 60%，男女发病率也有差异，男女比例约为 2：1。

肺结核的传播途径较多，主要有以下四种：①呼吸道传染，是其主要传播途径，带菌的飞沫或尘埃被吸入肺内均可引起感染；②消化道传染，主要是因饮用消毒不严的带菌牛奶所引起，食用带菌食物也可引起感染；③偶尔可以通过破损的皮肤、黏膜及生殖器官等接触性传播；④母婴传播。

肺结核的病理改变主要有三大类，即渗出性病变、增殖性病变和变质性病变。渗出性病变是因肺泡和支气管内充满炎性细胞与渗出液，其发展过程复杂，除了治疗因素外，病菌的数量和毒力及自身免疫力的强弱均发挥作用，导致病变既可好转愈合，也可进展恶化，好转者病程较慢，可残留些许纤维化改变。增殖性病变易形成结核结节，为一种肉芽肿性改变，这种病变需经纤维化才能愈合。变质性病变发展迅速，可互相融合形成范围较大的干酪样改变，继而液化形成局部空洞，干酪性病变大都只能通过钙化才能愈合。这三种病变往往并非单独存在，而是可以共存，只不过某一时段内会以其中一种病变为主。

临床上一般将肺结核分为四型： I 型为原发型肺结核，初次感染所致，多见于儿童，少数可见于青少年，包括原发综合征和胸内淋巴结结核； II 型为血行播散型肺结核，多见于儿童，包括急性粟粒型肺结核、亚急性血行播散型肺结核和慢性血行播散型肺结核； III 型为继发性肺结核，多见于成人，是肺结核的主要类型，包括渗出浸润型肺结核、干酪性肺结核和慢性纤维空洞型肺结核； IV 型为结核性胸膜炎，多见于儿童与青少年。

肺结核的药物治疗原则：早期、联用、适量、规律和全程用药。一经发现并确诊后应立即给药治疗，传统的敏感抗生素有利福平、乙胺丁醇、异烟肼、罗红霉素、吡嗪酰胺、

阿米卡星等，最好经药敏试验后使用最敏感的三药联用，用药量因人因药而异，疗程为
6～9 个月，用药方案一旦确定要严格按规律执行，不可随意更改或无故停药、间断用
药。为提高结核病的治疗效果，国家也出台了相关政策：直接面视下督导化疗（directly
observed treatment short-course，DOTS）策略。该策略由政府相关机构负责执行、监督，
发现并确诊传染性结核病的患者立即转入公立结核病医院，采用直接面视下标准化短程
化疗，治疗过程全程接受监督。目前，该策略在全国普遍推广实施，为结核病疫情的防
治做出了重大贡献。

（二）诊断与鉴别诊断

1. 诊断　肺结核的临床表现与结核杆菌的数量、毒力及自身免疫密切相关，有的可
无任何症状，因健康体检被发现；有的可有咳嗽、胸痛及咯血等症状，大多数患者有低热、
盗汗、乏力、食欲减退和消瘦等表现。诊断上如能在痰液检查中找到结核杆菌或痰培养
阳性者均能确诊，另外纤维支气管镜检查阳性也是诊断肺结核的可靠证据，皮试结核菌
素试验（PPD）强阳性有重要辅助诊断意义。

2. 鉴别诊断　临床上肺结核球需与肺癌进行鉴别，因肺癌也可有咳嗽、胸痛、咯血、
消瘦等临床表现，而且其影像学尤其是平片表现类似，均为类圆形致密影，不同的是结
核球边缘略光滑，而肺癌边缘毛糙，如要明确鉴别需行活检进行病理检查。

二、体检方法

不同类型肺结核影像学表现各具特点，前文已述临床诊断要点，在此主要描述肺结
核在常规胸部 X 线片及胸部 CT 上的影像学特征。

1. 原发性肺结核

（1）原发综合征：可见于肺的任何部位，以两肺的
上叶下部或下叶上部最多见，原发灶表现为云絮状或类
圆形密度增高影，边缘模糊，肺门部可有肿大淋巴结影，
两者之间可有一条或数条模糊条索状密度增高影，为淋
巴管炎的影像表现，典型的原发综合征在胸部 X 线片上
表现出"哑铃状"的密度增高影（图 2-12）。CT 可清晰
显示原发病灶、淋巴管炎及肺门肿大的淋巴结。

（2）胸内淋巴结结核：相对少见，胸部 X 线片表现
为从肺门向外扩展的类圆形高密度影，边界模糊，与周
围肺组织分界不清（图 2-13 ～图 2-16 为同一患者）。

2. 血行播散型肺结核

（1）急性粟粒型肺结核：为大量结核菌一次或短
时间内数次侵入血液循环所引起，发病 2 周内胸部 X
线片可仅表现为肺纹理增多，约 2 周后出现典型粟粒
样结节，广泛且均匀分布于两肺内（图 2-17），晚期

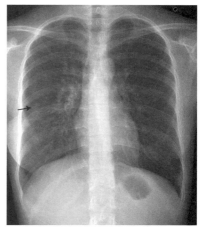

图 2-12　患者，男性，23 岁，胸部
X 线片示右肺中下叶外侧云絮状密
度增高影（箭头所示）、肺门高密度
影，两者之间数条模糊索条影

粟粒样结节影有融合倾向。CT 可清晰显示弥漫性粟粒样病灶。

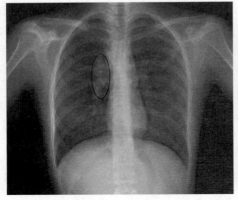

图 2-13　患者，女性，19 岁，胸部 X 线片示右侧肺门不规则结节影与肺血管影部分重合

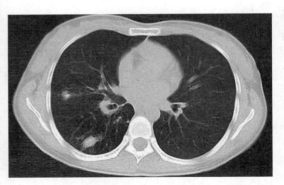

图 2-14　CT 肺窗表现：可见两处较典型"哑铃征"

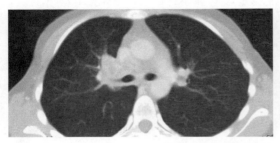

图 2-15　胸部 CT 肺窗示右肺门结节样高密度影，边界清晰

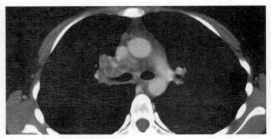

图 2-16　胸部 CT 纵隔窗示右肺门结节样肿块、密度不均，边界清晰，右侧支气管略受压（后经检验，临床确诊为肺结核）

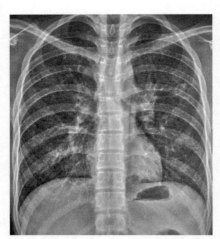

图 2-17　患者，男性，18 岁，有活动性肺结核患者接触史，胸部 X 线片示两肺弥漫性粟粒状结节影

（2）亚急性或慢性血行播散型肺结核：是少量结核杆菌在较长时间内多次进入血液循环所致。X 线表现为病灶大小不均、密度不均、分布不均而复杂化，小结节可小至粟粒样、大至 1cm 左右。CT 显示以上特征诊断该病更加清晰明了（图 2-18、图 2-19）。

3. 继发性肺结核　多为未完全治愈的原发灶复燃，引起再度感染。

（1）浸润为主型：好发于两肺上叶尖后段和下叶背段，影像学表现为斑片状或云絮状密度增高影，边界不清（图 2-20、图 2-21 为同一患者，最终临床诊断为肺结核），病灶内可有空洞（薄壁、张力性、干酪样厚壁和纤维空洞均有可能）形成。

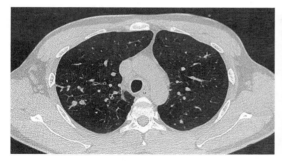 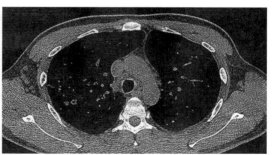

图 2-18　患者，男性，29 岁，慢性肺结核，CT 肺　　　图 2-19　CT 纵隔窗显示两肺多发高密度结节
窗检查示两肺多发高密度结节、大小不等、分布不均

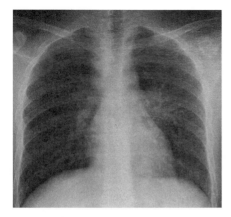 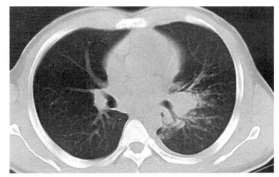

图 2-20　患者，男性，19 岁，胸部 X 线片示左　　图 2-21　CT 肺窗检查示左肺上叶近肺门处片状、
上肺近肺门处斑片状密度增高影，边界不清　　　　　　结节状密度增高影，外侧边界模糊

（2）干酪样为主型：表现为结核球和干酪性肺炎。结核球实为纤维组织包绕干酪样病变形成的球状病灶，好发于两肺上叶尖后段和下叶背段，多单发，大小为 2～3cm，少数可达 4cm。影像学表现为球状密度增高影，均匀且边界清晰、光滑，部分结核球内可见环形或散在的斑点状钙化影。干酪性肺炎表现为肺段或肺叶实性变，边界不清，多发于肺上叶，与大叶性肺炎相似，肺组织常因破坏而缩小。

（3）空洞为主型：此型痰中可检出结核分枝杆菌，为结核病的主要传染源。多见于两肺上叶，影像学表现为不规则的纤维空洞，周围有较多纤维条索样病变，新旧病变交织，部分可见钙化，肺门上提，肺纹理呈现"垂柳状"，部分可合并支气管扩张（图 2-22）。

4. 结核性胸膜炎　胸部 X 线片可表现为肋膈角变钝，提示少量积液（图 2-23），当积液超过 250ml 时，胸部 X 线片检查可清晰显示，液体密度下浓上淡。CT 能更敏感地显示积液量（纵隔窗）与积液并存的斑片状高密度浸润病灶（肺窗）。

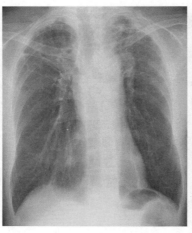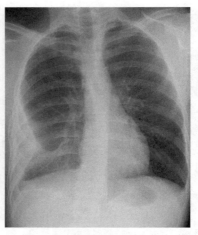

图 2-22　患者，男性，76 岁，胸部 X 线片示两肺上叶斑片状、索条状密度增高影，两肺下叶肺纹理增粗，呈"垂柳状"　　图 2-23　患者，男性，18 岁，胸部 X 线片示右侧肋膈角变钝、胸膜粘连

三、航空医学考虑

肺结核因其传染性特点，严重影响集体生活，一经确诊新发、活动性肺结核，应积极寻求隔离诊治。已经临床治愈的肺结核，未发现明显的后遗症，如仅残留少许小点状钙化，而无纤维条索样改变或其他明显病变者，肺通气换气功能正常，一般在航空低气压环境下肺功能并不受影响，这样的预选者可以进行综合衡量。

第七节　胸部结节样病变

一、概述

（一）流行病学特点

本节所述胸部结节样病变特指发生于肺部、纵隔的影像学表现为类圆形的结节样病变，这些病变种类很多，一般将直径大于 3cm 的结节样病变称为肿块，而小于 3cm 的病变称为结节，这类病变通过透视或 X 线片容易发现，但很难判断其性质。因此，CT 和 MRI 作为深入检查的手段非常重要，但影像学即便是特征很明显，也只是辅助临床诊断，最终的定性诊断必须是病理诊断。

肺部结节样病变较常见的有炎性病变（包括各型肺炎、肺结核和肺真菌病等）、肺寄生虫病、结节病、肺尘埃沉着病及肺部肿瘤。其中，肺部恶性肿瘤主要是肺癌，其发病率在总人群中并不占少数，在我国恶性肿瘤致死率中约居第 5 位，但在青少年发病率极低。

赵静等调查显示，1983 ～ 2007 年北京协和医院收治的肺癌病例中小于 30 岁者仅 58 例，约占 1.06%，而 11 ～ 20 岁年龄段只有 8 例，约占 0.001 5%。肺部的良性肿瘤较多见的是错构瘤，它是由正常成熟组织的异常混合而形成的肿瘤样病变，肺错构瘤可含有骨组织、肌组织、上皮组织及脂肪成分中至少两种以上的混合，极少恶变；错构瘤的发病年龄可从青年至老年，在老年阶段多发，偶见于儿童。关于肺炎和肺结核前文已述及，肺真菌病发病率极低且多见于 40 ～ 60 岁患者。肺寄生虫病主要是肺棘球蚴病，少见，为误食犬绦虫卵污染的食物所致，患者多有牧区居住史和家畜接触史。结节病为一种特发性、多系统肉芽肿性疾病，多为良性病程，可累及淋巴结、肺、胸膜、皮肤、骨骼等众多器官，多见于 20 ～ 40 岁女性；其病理改变为多器官的非干酪性肉芽肿，两侧肺门及纵隔淋巴结最易受累，肺内病变主要在支气管、血管周围的肺间质内，肉芽肿单个直径多小于 0.4mm，各邻近小结节可融合成大结节。肺尘埃沉着病这一特殊类型的肺部结节性病变一般有长期（15 年以上）的粉尘接触史，对纳入招飞体系的应届高中生而言几乎不可能发生。以上流行病学研究提示肺部结节样病变在我国应届高中生这一年龄段少见，最有可能的病变是炎性假瘤、肺结核、错构瘤和结节病。

　　纵隔结节样病变以肿块为多见，其患病率难以统计，这是因为患者有明确症状而就医才被发现。据统计成人外科手术所治疗的纵隔肿块中神经源性和胸腺来源者最多，各约占 20%，淋巴来源约占 15%，其他来源的可有囊肿、甲状腺肿块和生殖细胞肿瘤等。纵隔可基于 X 线胸部侧位片分为前纵隔、中纵隔、后纵隔，前纵隔位于胸骨后、心脏、升主动脉及气管前的狭长区域；中纵隔即心脏、主动脉弓、气管和肺门所在区域；后纵隔为食管前壁向后至胸椎旁的区域。如此划分纵隔的主要意义在于不同纵隔区域内来源的肿块性质有差异，CT 及 MRI 影像也有相应的特点（表 2-1）。神经源性肿瘤在所有纵隔成人肿瘤中约占 20%、儿童肿瘤中约占 35%，主要类型为神经纤维瘤、神经鞘瘤和神经纤维肉瘤，均以儿童及 30 ～ 50 岁成人多见，前两者为良性病变、预后良好，后者预后差。胸腺因在人体发育成熟后会逐渐退化，至 25 岁左右时已退化为脂肪背景下的小岛状软组织影，因此胸腺瘤的发病年龄多较大，平均诊断年龄约为 50 岁，见于前上纵隔。胸腺瘤极少发生于 15 ～ 20 岁年龄段人群，约 50% 的胸腺瘤患者伴有重症肌无力，而重症肌无力患者中 10% ～ 20% 伴有胸腺瘤。淋巴结来源的纵隔肿块常见的有恶性淋巴瘤和白血病，多发于儿童和中老年人，结节病也可导致纵隔淋巴结肿大，但其特点是前纵隔内对称性淋巴结肿大且几乎均伴肺门淋巴结肿大。纵隔内囊性病变主要为胸腺囊肿，少见，约占全部胸腺肿块的 1%，可先天或后天发生；50% 胸腺囊肿见于 20 岁以下人群，通常为单房性。甲状腺肿块在我国有明显性别差异，多见于年轻女性。在我国河北某地的调查显示，甲状腺结节样病变的检出率较高，可达 50% 左右，男女比例约为 3 ：5，平均发病年龄在 40 岁以上，其中甲状腺癌的检出率约 1%，15 ～ 20 岁年龄段发病率在全部甲状腺癌中约占 5%。纵隔生殖细胞肿瘤约 60% 发生于前纵隔，多发生在 11 ～ 40 岁，主要类型有畸胎瘤、精原细胞瘤和非精原细胞瘤。①畸胎瘤：包含全部三个原始胚层，即外胚层的皮肤、牙齿、毛发等，中胚层的骨骼肌肉组织，内胚层的支气管或胃肠上皮等，畸胎瘤可发生于任何年龄，但以青少年多见，女性略多，多表现为良性，临床上仍以手术治疗为主，因其大多含有恶性成分，少数病例可恶变，恶性畸胎瘤的预后极差；②精原细胞瘤：是纵隔生殖细胞肿瘤中最常见的类型，多见于 11～40 岁男性患者，表现为边界清楚的实质性肿块，其内部可有较小范围出血和坏死等改变；③非精原细胞瘤：多为恶性，少见，患病者多为男性青年，多有占位效应、侵犯邻近组织器官。以上流行病学研究提示纵隔内的结节样病变在我国应届高中生这一年龄段人群中少见，发病可能性较大的是生殖细胞肿瘤和结节病。

表 2-1　不同部位纵隔肿块的组织学特点与影像诊断

部位	病变	囊性变	脂肪	血管
前纵隔	胸腺瘤	胸腺囊肿	生殖细胞肿瘤	甲状腺
	淋巴瘤	胸腺瘤	胸腺脂肪瘤	冠状动脉瘤
	生殖细胞肿瘤	心包囊肿	脂肪垫	升主动脉瘤
	甲状腺瘤	生殖细胞肿瘤		
中纵隔	淋巴结	淋巴结坏死	脂肪瘤	主动脉弓异常
	主动脉弓异常	心包隐窝	食管纤维血管息肉	奇静脉
后纵隔	食管肿块	肠源性囊肿	骨髓纤维化	降主动脉异常
	神经源性肿瘤	神经鞘瘤		
多发病灶	感染、出血、肺癌	淋巴管瘤	脂肪肉瘤	血管瘤

（二）诊断与鉴别诊断

因很多患者在影像学检查发现病变之前并无任何临床症状，常规拍摄胸部正侧位 X 线片或胸透检查是发现胸部结节样病变最重要的检查手段，CT 和 MRI 检查则是进行临床诊断的重要辅助，所有影像学检查手段能根据典型特征给出倾向性具体诊断当然可取，另外能大致推断出病变的良性、恶性也非常重要。

1. 肺部结节样病变　胸部 X 线片检查发现肺部结节后要从结节大小、部位、形态、形状、轮廓、密度等方面综合考虑。研究证明，小于 5mm 的结节恶性率很低，大多数良性结节直径小于 2cm，结节越小则良性可能性越大，但渐进性增大的结节需要注意观察、随访。胸膜下距胸膜小于 15mm 的小结节常为肺内淋巴组织，表面凹陷或与胸膜接触面是平直的为良性结节的特征，越是球形结节其恶性可能性越大；良、恶性结节均可形成空洞，良性空洞多平滑均匀，恶性空洞多不规则、壁厚。结节轮廓光滑者多倾向于良性或转移性，边缘有分叶或毛刺则多提示为恶性。结节内的钙化也可提示良、恶性，致密实性钙化提示肉芽肿性感染，爆米花样钙化伴结节内含脂肪组织为错构瘤的典型特征，但偏心性或点状钙化多见于恶性肿瘤。磨玻璃密度结节为肺腺癌较典型的影像学特征。

下面以青少年年龄段的主要发病情况来考虑各种肺部结节样病变的影像学特征：

（1）孤立性或多发高密度结节影，密度均匀、边缘光滑，直径多小于 5mm，考虑陈旧性肺结核钙化影，多见于两肺上叶及肺尖；若孤立性结节呈现为爆米花样形状的密度不均一结节，考虑为错构瘤（图 2-24～图 2-26）。

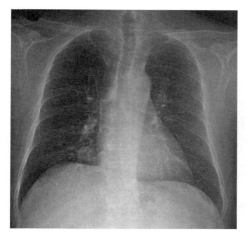

图 2-24 患者，男性，61 岁，胸部 X 线片见右肺下叶心膈角处密度不均的肿块，边界清楚，内含点状高密度影

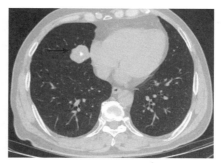

图 2-25 胸部 CT 肺窗示右肺下叶纵隔旁可见类圆形肿块，内含高密度钙化影（箭头所示）

（2）孤立性结节状密度增高影，密度均匀、边缘光滑，直径较大，可达 2 ～ 10cm，考虑为炎性假瘤，可发生于两肺任何部位，若结节影内有空洞甚至液平，要考虑肺脓肿可能。

（3）孤立性结节状密度增高影，密度不均匀，边缘可为毛糙、分叶状或较光滑，不排除肺癌可能，结节越大，恶性的可能性越大（图 2-27 ～图 2-31）。

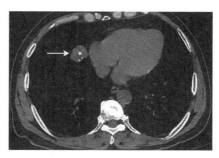

图 2-26 胸部 CT 纵隔窗示右肺下叶纵隔旁可见类圆形肿块（箭头所示），密度不均，内含多发钙化影

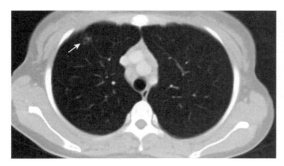

图 2-27 患者，女性，23 岁，胸部 CT 肺窗示右肺上叶前段孤立性结节状密度增高影（箭头所示），密度不均匀，边缘略毛糙，后临床诊断为肺癌（腺癌）

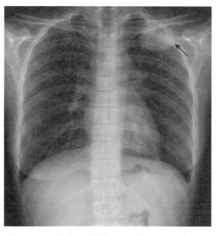

图 2-28 患者，女性，34 岁，左上肺可见单个较大的类圆形高密度肿块影（箭头所示），边界尚清楚，后经病理证实为鳞癌

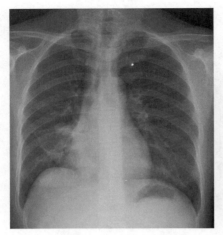

图 2-29 患者，女性，32 岁，右下肺后基底段可见不规则结节密度增高影，胸膜受牵拉，肺门淋巴结肿大，病理证实为中分化腺癌

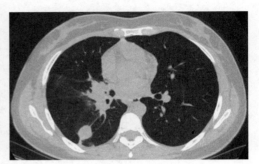

图 2-30 与图 2-29 为同一患者，胸部 CT 肺窗示右肺后基底段高密度结节影，边界清晰，与胸膜粘连，右肺门淋巴结肿大

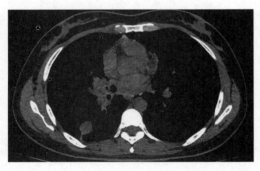

图 2-31 与图 2-29 为同一患者，胸部 CT 纵隔窗示右肺后基底段结节影，边界清晰，与胸膜粘连，右肺门淋巴结肿大

（4）弥漫性小结节状密度增高影，呈粟粒样，密度分布均匀，考虑粟粒型肺结核。

（5）多发结节状密度增高影，密度较均匀，边缘尚清晰，分布于肺门周围，考虑结节病（图 2-32 ～图 2-35 为同一患者）。

2. 纵隔肿块 纵隔病变在胸部正位 X 线片上最直接的表现是纵隔局部增宽、左右不对称（图 2-36 ～图 2-39），在侧位片上可见明显的占位表现。就初高中年龄段人群而言，上纵隔的占位多为甲状腺肿，表现为密度较均匀的结节，呈圆形或不规则形，边界清晰，结节内可含囊性或钙化成分，CT 可显示肿块与颈部甲状腺组织连续。如在前纵隔发现边界清楚的圆形或分叶状肿块，CT 可见脂肪、液体、钙化或软组织等多种成分，要考虑畸胎瘤的可能，内含脂肪成分是畸胎瘤的重要特征，如为纯液性成分则要考虑胸腺囊肿的可能（图 2-40）；这种影像表现要与精原细胞瘤相鉴别，精原细胞瘤在 X 线片上也表现实性肿块，密度均匀、边界清楚（图 2-41），但 CT 或 MRI 可显示其内可有出血或坏死性改变，畸胎瘤和精原细胞瘤同属生殖细胞肿瘤。X 线片上显示纵隔增宽，CT 显示纵隔多发淋巴结肿大，同时伴有肺门淋巴结肿大者要考虑结节病。

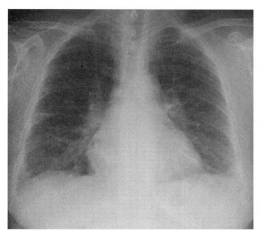

图 2-32　患者，女性，55 岁，胸部 X 线片示两肺中下叶及肺门周围多发斑片状、结节状密度增高影，密度均匀，边缘略模糊

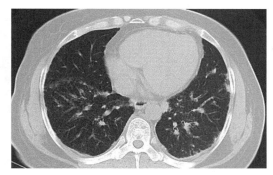

图 2-33　胸部 CT 肺窗示两肺中下叶多发结节状密度增高影，分布较对称

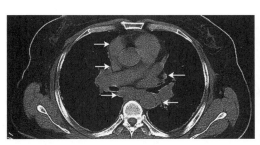

图 2-34　胸部 CT 纵隔窗示纵隔内多发淋巴结肿大、融合，以前纵隔及两侧肺门部为著（箭头所示）

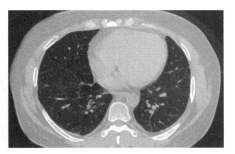

图 2-35　胸部 CT 肺窗示经治疗后两肺中下叶结节状密度增高影显著减少

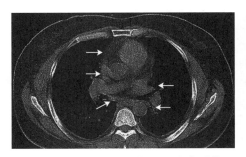

图 2-36　胸部 CT 纵隔窗示经治疗后纵隔内肿大淋巴结略缩小（箭头所示）

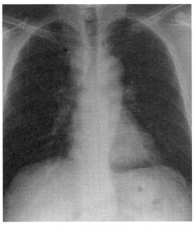

图 2-37　右上纵隔增宽：箭头所示右上纵隔明显增宽

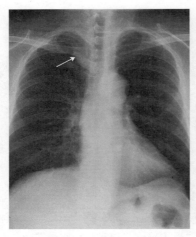

图 2-38　右上纵隔增宽（箭头所示）：左右对比极为明显

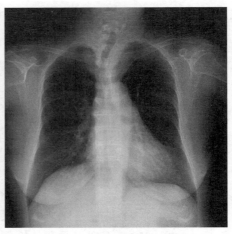

图 2-39　左上纵隔增宽：以气管影为中心左右对比尚对称（易漏诊），但以中轴线脊柱为中心则发现左侧纵隔增宽

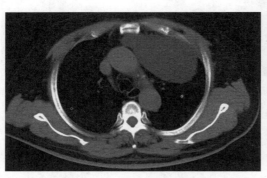

图 2-40　患者，男性，56 岁，胸部 CT 纵隔窗示左侧前胸部有较大略低密度肿块，密度较均匀、边界清晰，病理证实为胸腺囊肿

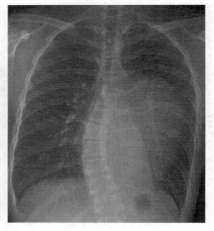

图 2-41　患者，男性，15 岁，左下肺可见巨大肿块影，密度较均一、边界清楚，病理证实为来源于纵隔内的精原细胞瘤

　　肺内或纵隔内结节样病变不论其良、恶性，有明显症状时多需要药物治疗或手术干预，对肺功能的损伤或对肺、纵隔组织结构上的破坏通常难以避免，目前的招飞体检对明确的肺部、纵隔结节样病变均要慎重考虑。

二、体检方法

　　常规拍摄胸部正侧位 X 线片，按上述诊断与鉴别诊断的要点进行初步判断，有疑问者需结合病史，必要时行 CT 或 MRI 检查。

三、航空医学考虑

严格来说，肺部或纵隔内的良性病变在没有临床症状以前对肺通气换气功能是基本不产生影响的，即便是在高空低压的特殊环境下可能影响也非常有限。但是所有的结节样病变不是永远一成不变的，很多小结节会缓慢长成较大的肿块，虽为良性也能对局部组织器官产生压迫作用，在胸部一旦出现症状则常规药物治疗很难缓解，在航空环境下必定会对呼吸功能产生严重影响，不适合执行空勤任务。另外，少数良性肿瘤也有恶化的可能，虽然发生率很低，但就个体而言任何人都无法随意排除。

第 3 章

消化系统疾病

第一节　胃食管反流病

一、概述

（一）流行病学特点

胃食管反流病（gastroesophageal reflux disease，GERD）是指胃内容物反流入食管引起不适症状和（或）并发症的一种疾病。近年流行病学研究显示该病在我国的患病率约为 5%，随着经济发展所带来的生活方式改变及人口老龄化等问题，该病发病率有升高趋势。

（二）临床表现与诊断

GERD 本质上是胃内容物反流入食管引起的临床综合征，下食管括约肌异常、一过性下食管括约肌松弛、食管裂孔疝在本病的发生过程中扮演着重要角色。另外，可能的机制还包括食管黏膜屏障功能损伤、胃排空障碍、内脏敏感性增高、夜间反流等。本病可以出现多种症状和并发症，如胃灼热、反酸、胸痛、咳嗽、声音嘶哑、吞咽困难、咽部异物感及食管黏膜糜烂、出血、狭窄、龋齿、口腔溃疡、哮喘等。但胃灼热和反流仍是其核心表现，反流症状引起患者感觉不适才对 GERD 的诊断有意义。

对于有胃灼热和（或）反流为主诉者可做出临床拟诊。西方国家普遍认为，有临床表现但不伴有并发症（如出血、狭窄）者宜先经验性治疗（抑酸治疗）。我国目前鼓励以上消化道内镜检查作为诊断 GERD 的常规首选检查手段，尤其是对于初发症状超过 40 岁、有报警症状（如体重下降、呕血或黑粪、吞咽困难）者。根据内镜及病理检查结果，可将 GERD 分为三类：非糜烂性反流病（non-erosive reflux disease，NERD）、糜烂性食管炎（erosive exophagitis，EE）或反流性食管炎（reflux esophagitis，RE）、Barrett 食管。NERD 是指有反流相关症状，但内镜下未见食管黏膜损伤或化生；糜烂性食管炎是指内镜下见食管黏膜破损；Barrett 食管是指内镜下见食管远段鳞状上皮被化生的柱状上皮所取代。对于无报警症状或不愿意行进一步检查的拟诊患者可应用质子泵抑制剂（PPI）进行诊断性治疗，方法是给予 PPI 标准剂量每天 2 次，时间为 1 ～ 2 周，如患者症状缓解，临床上可诊断为 GERD。PPI 诊断性治疗简便、有效，也是临床 GERD 最常用的初步诊断方法。

另外，食管反流检测（24 小时食管 pH 监测、食管胆汁反流测定、食管多通道腔内阻抗 pH 监测、无线胶囊 pH 监测）也有助于本病的诊断。

胃食管反流病可在不伴有典型的胃灼热和反流症状情况下引起类似与缺血性胸痛的表现。我国人群调查显示，胸痛的发病率约为 20.6%，其中非心源性胸痛占 51%，且以胃食管反流病为最常见原因。因此，在行胃食管反流评估前需注意排除心脏因素。反流并非哮喘的主要致病因素，但胃酸反流可诱发或加重哮喘。临床上对于成年发病、夜间发作频繁、诱发因素与运动或进食相关的哮喘需考虑是否存在反流相关性哮喘。

（三）治疗与预后

由于无法较好地从根本上纠正引起胃食管反流病的病理生理机制，目前 GERD 的治疗目标主要集中在减少胃酸反流上。总体目标是缓解症状、愈合食管炎、预防并发症。基础治疗策略主要包括戒除诱发或加重胃食管反流病的不良生活习惯，包括睡前不宜过饱饮食、避免高脂饮食、戒烟酒、控制体重以降低腹内压等。抑酸治疗仍然是目前治疗 GERD 的基本方法。合适的抑酸药物、合适的剂量和合适的疗程能使大部分 GERD 患者症状缓解和食管炎愈合。H_2 受体拮抗剂（H_2RA）与 PPI 是常用的抑酸药，后者见效快、疗效好，临床常用。PPI 推荐剂量为标准剂量，治疗 NERD 的疗程一般为 4 周，治疗糜烂性食管炎（erosive esophagitis，EE）的疗程一般为 8 周。尚无循证医学证据提示抑酸治疗可逆转 Barrett 食管，但能延缓 Barrett 食管的进展，临床建议大剂量 PPI 长期维持治疗。

二、体检方法

在飞行学员医学选拔过程中，询问病史及相关的症状有助于发现本病；大体询问路径如图 3-1 所示。在现役飞行人员中还可借助诊断性试验及上消化道内镜检查予以明确诊断。

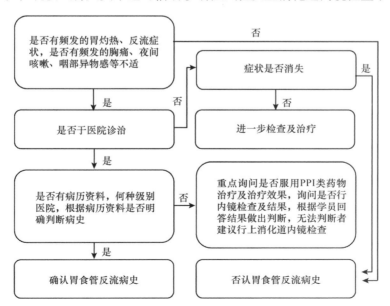

图 3-1 胃食管反流病的病史问诊

三、航空医学考虑

腹内压的增加、重心的改变和腹部肌肉的收缩导致腹部和胸部之间的压力梯度增加，有可能诱发或加剧胃食管反流症状或并发症，这是该疾病航空医学环境下主要关注的问题。胃灼热或反流症状及其他相关症状如胸痛、咳嗽、咽部异物感等可以分散机组成员的注意力而影响飞行人员的操作，即使它们通常不会导致飞行员丧失飞行能力。未经合理治疗或药物治疗依从性差的胃食管反流病复发率高，从而影响飞行生涯。继发于胃食管反流病的上消化道出血或狭窄可导致飞行能力的丧失。最近的一篇综述提出了胃食管反流病对飞行人员细微的影响，认为胃食管反流可以影响睡眠质量。考虑到目前的治疗手段不能从根本上改善引起胃食管反流病的机制，航空环境对本病的诱发及加剧作用，以及反流症状与并发症对飞行人员的影响，因此飞行人员医学选拔过程中有胃食管反流病史者不合格。对于现役飞行人员，如果反流的症状受批准的药物控制，则不需要停飞。当前批准的抑酸药物是埃索美拉唑、奥美拉唑、雷贝拉唑、兰索拉唑、泮托拉唑及雷尼替丁。以上药物都可用于治疗胃食管反流，但需留出足够的观察时间以排除特异质反应并确保症状能够被控制。

第二节　慢 性 胃 炎

一、概述

（一）流行病学特点

慢性胃炎（chronic gastritis）是指由多种病因引起的以慢性炎性细胞（主要是淋巴细胞、浆细胞）浸润为主的胃黏膜炎症病变，是一种临床常见病。若在慢性炎性细胞浸润时同时见到急性炎性细胞（中性粒细胞）浸润，称为慢性活动性胃炎或慢性胃炎伴活动。由于多数慢性胃炎患者无症状，临床难以获得确切的患病率，估计的患病率大致与当地幽门螺杆菌（*Helicobacter pylori*）的感染率平行。慢性胃炎的患病率特别是慢性萎缩性胃炎的患病率一般随年龄增长而增加。

（二）临床表现与诊断

慢性胃炎常无临床症状，少数患者可出现消化不良、上腹痛、腹胀等非特异性表现，对于疾病诊断意义不大。慢性胃炎的确诊主要依靠内镜检查及活检组织病理学检查。消化不良症状的有无及严重程度与慢性胃炎的内镜表现和病理学结果无明显相关性。目前，内镜下将慢性胃炎分为慢性非萎缩性胃炎（旧称慢性浅表性胃炎）及慢性萎缩性胃炎两大类，若同时伴有糜烂、出血、胆汁反流则可诊断为慢性（非）萎缩性胃炎伴糜烂、出血、胆汁反流。病理学检查主要考察五项组织学改变,包括幽门螺杆菌感染、慢性炎症反应（单个核细胞浸润）、活动性（中性粒细胞浸润）、萎缩（固有腺体减少）、肠化（肠上皮化生）。

慢性胃炎的诊断应力求明确病因，由于幽门螺杆菌感染是慢性胃炎的主要病因，建议常规检测幽门螺杆菌。如怀疑自身免疫性胃炎者可检测血清促胃液素 G_{17}、抗壁细胞抗体、抗内因子抗体。特殊类型胃炎较少见，可根据相应病史及临床特点予以诊断。

（三）治疗与预后

慢性胃炎的治疗目的是缓解症状和改善胃黏膜炎症反应。无症状、幽门螺杆菌阴性的慢性非萎缩性胃炎病情稳定，无须特殊处理。幽门螺杆菌感染几乎都会引起胃黏膜活动性炎症反应，长期反复的幽门螺杆菌感染可导致部分患者出现胃黏膜腺体萎缩及肠上皮化生，诱发或加重慢性萎缩性胃炎，增加癌变风险。因此，对于幽门螺杆菌阳性的慢性胃炎，特别是伴有胃黏膜萎缩、糜烂或消化不良症状者，建议根除幽门螺杆菌。既往研究表明，通过根除幽门螺杆菌可使部分患者的功能性消化不良得到长期缓解，胃黏膜炎性反应和活动性程度高或以上腹痛为主要表现者，症状改善更为显著。同时，根除幽门螺杆菌还可消除幽门螺杆菌相关性慢性胃炎活动，使慢性炎症反应程度减轻，防止胃黏膜萎缩和肠化生进一步发展。一项 Meta 分析提示，根除幽门螺杆菌还可使部分患者的萎缩得到逆转。此外，对于胃黏膜糜烂及合并有反酸、上腹痛等症状的患者，可根据情况应用 PPI 治疗；对于有腹胀等症状者也可选用促动力药、消化酶制剂等进行对症治疗。

二、体检方法

飞行学员医学选拔过程中通过询问病史及相关症状可助于发现本病，既往详细的诊治资料有助于明确疾病严重程度及对疾病目前状态判断，大致流程如图 3-2 所示。考虑到

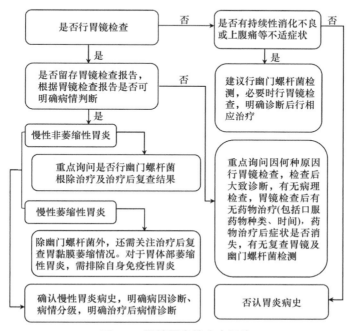

图 3-2 慢性胃炎的病史问诊

各级医院（尤其是县级及以下医院）对于慢性胃炎的内镜诊断与病理诊断并不十分规范，以及目前胃黏膜状态对于疾病预后判断起重要作用，因此对于可疑慢性胃炎病史学员及慢性胃炎治疗后学员，建议行胃镜检查，必要时取组织活检行病理检查。在现役飞行人员中，上消化道内镜检查及活检组织病理检查有助于明确病情。幽门螺杆菌检测有助于病因判断。

三、航空医学考虑

未经合理治疗的幽门螺杆菌相关性慢性萎缩性胃炎患者中 15% ～ 20% 会发生消化性溃疡。长期反复幽门螺杆菌感染可加重慢性萎缩性胃炎，少数可出现上皮内瘤变，经历长期演变可至胃癌发生。自身免疫性胃炎可致巨幼细胞贫血。少数慢性胃炎患者的消化不良及上腹痛症状会分散飞行人员的注意力。此外，航空环境下可能增加的胆汁反流会导致出现化学性胃炎。以上是航空医学主要关注的问题。

目前，在飞行学员医学选拔过程中，由于尚无法实施上消化道内镜检查，因此对于既往慢性胃炎病史学员需令其提供详细的诊疗资料。幽门螺杆菌相关性慢性胃炎患者经过治疗后症状消失，复查幽门螺杆菌检测阴性、胃黏膜腺体无萎缩或萎缩逆转者可予以合格。自身免疫性胃炎不合格。

对于现役飞行人员，如果出现明显的消化不良症状或上腹痛，高度怀疑慢性胃炎者可给予上消化道内镜检查，若合并幽门螺杆菌感染，可暂时停飞行根除幽门螺杆菌治疗，常规四联疗法，疗程 2 周，治疗后 1 个月复查胃镜及幽门螺杆菌。考虑到慢性胃炎并不会出现突发的症状而导致飞行能力的丧失，因此对于应用由批准的药物能控制症状者，可不取消资格。

第三节　消化性溃疡

一、概述

（一）流行病学特点

消化性溃疡（peptic ulcer，PU）指消化道黏膜被自身消化而形成的溃疡，以胃溃疡（gastric ulcer，GU）和十二指肠溃疡（duodenal ulcer，DU）最为常见。本病可发生于任何年龄，其中 DU 多见于青壮年，GU 则多见于中老年。临床上，DU 多于 GU，两者之比约为 3：1。不论 GU 还是 DU 均好发于男性。

（二）病因与发病机制

在导致慢性胃炎的病因持续作用下，慢性胃炎伴糜烂可进展为溃疡。不同于糜烂，消化性溃疡的黏膜缺损往往达到或超过肌层。在正常生理情况下，人体胃、十二指肠黏膜具有一系列防御和修复机制，因此尽管胃、十二指肠黏膜经常接触具有强侵蚀力的胃酸及具有水解蛋白质活性的胃蛋白酶，但两者仍能保持黏膜的完整性。当胃酸、胃蛋白酶的侵袭作用与黏膜的防御能力之间失去平衡，胃酸及蛋白酶对黏膜产生自我消化时，才导致消化性溃疡的发生。引起侵袭与防御失衡的原因主要有以下 3 个方面：

（1）幽门螺杆菌感染是消化性溃疡的主要病因。DU 患者中幽门螺杆菌感染率高达 90%～100%，胃溃疡为 80%～90%。同时，在幽门螺杆菌感染高的人群中，消化性溃疡的患病率也高。清除幽门螺杆菌可加速溃疡的愈合，显著降低消化性溃疡的复发率（从 50%～70% 降至 3% 以下）。

（2）药物，尤其是非甾体抗炎药（NSAID）的长期应用可导致消化性溃疡（患病率为 10%～25%）。NSAID 通过抑制环氧合酶而减少前列腺素的合成，前列腺素具有促进胃黏膜黏液及碳酸氢盐分泌，促进黏膜血流、细胞保护等作用。长期服用此类药物将导致胃黏膜防御功能减弱，从而导致消化性溃疡的发生。

（3）遗传易感性、胃排空障碍可能与消化性溃疡的发生有关。应激、长期精神紧张、进食无规律、吸烟等是引起消化性溃疡的主要诱因。

（三）临床表现

上腹痛或不适是消化性溃疡的主要症状。疼痛性质可有钝痛、胀痛、灼痛、剧痛，可能与胃酸刺激溃疡壁神经有关。但部分患者可无症状或症状较轻以致未引起重视，而以出血或穿孔等并发症为首发症状，这在航空医学尤其需要注意。典型的消化性溃疡常有以下临床特点：①慢性过程，病史可长达数年；②周期发作，以秋冬、冬春季节交换时期发作频繁；③节律性上腹痛，可与进食有明显相关性，胃溃疡多为餐后痛，十二指肠溃疡多为餐前痛（饥饿痛）；④腹痛可被抑酸药缓解。消化性溃疡无并发症时一般无明显体征，仅在发作时可有局限性上腹部压痛。

（四）并发症

1. 出血　消化性溃疡是上消化道出血中最常见的原因，约占所有病因的 50%。轻者可出现黑粪，重者可呕血，出现失血性休克表现。

2. 穿孔　当溃疡向深处发展时，可穿透胃肠壁浆膜层，导致穿孔。急性穿孔表现为消化液溃破入腹腔，可引起突发剧烈腹痛并持续加剧，出现板状腹等腹膜炎体征。慢性穿孔表现为穿孔部位与邻近脏器粘连，消化液不流入腹腔，但可出现持续而顽固的腹痛。

3. 幽门梗阻　多见于十二指肠球部溃疡。局部炎性水肿及痉挛所致暂时性梗阻可经药物治疗后缓解；瘢痕收缩或与周围组织粘连导致流出道狭窄可出现持续性梗阻，需手术治疗。

4. 癌变　胃溃疡可出现由良性溃疡演变为恶性溃疡，但发生率小于 1%。

（五）诊断与鉴别诊断

慢性病程、周期发作、节律性上腹痛是消化性溃疡的重要线索，胃镜检查是本病的首选检查方法，可以明确有无溃疡及病变位置、大小、分期，鉴别溃疡性质，评价治疗效果。

不接受胃镜检查者，可行 X 线钡剂检查，发现龛影可以诊断溃疡。

本病的诊治过程中需注意与其他引起慢性上腹痛的疾病相鉴别，包括慢性胃炎、功能性消化不良、慢性肝胆胰疾病等，特别是在溃疡愈合后症状仍不缓解的患者，应注意有无与消化性溃疡共存的上述疾病。

内镜下溃疡良、恶性的鉴别尤为重要，典型恶性溃疡形态多不规则，直径较大（常大于 2cm），边缘结节状，底部凹凸不平，覆污秽苔。部分溃疡内镜下难以鉴别良、恶性，应常规在溃疡边缘取组织行病理学检查。

当溃疡为多发、位于不典型部位或伴有腹泻时还需与 Zollinger-Ellison 综合征相鉴别。该病由促胃液素瘤或促胃液素细胞增生所致，可导致高促胃液素分泌，进而刺激胃酸过度分泌，出现消化性溃疡，以十二指肠溃疡最为多见。临床疑诊时，应检测血铬粒素 A 及促胃液素水平。增强 CT 有助于发现胰腺或十二指肠的瘤体。本病明确诊断后可应用生长抑素类似物（如奥曲肽）进行治疗。

（六）治疗与预后

消化性溃疡的治疗目标为去除病因、控制症状、促进溃疡愈合、预防复发和避免并发症。治疗过程中应告知患者减轻精神压力，停服不必要的 NSAID，改善饮食规律、戒烟、戒酒等。药物治疗包括抑酸、根除幽门螺杆菌、保护胃黏膜。抑酸治疗主要包括 H_2 受体抑制剂和质子泵抑制剂，前者中的雷尼替丁，后者中的埃索美拉唑、兰索拉唑、奥美拉唑、泮托拉唑、雷贝拉唑均可用于飞行人员。抑酸药治疗疗程为 4 ～ 6 周，部分患者需治疗 8 周。根除幽门螺杆菌治疗的 2 周可重叠在抑酸治疗过程中，建议治疗开始时即进行。由于我国幽门螺杆菌的耐药形势较严峻，目前推荐的一线根除方案为铋剂四联方案（铋剂 +PPI+ 两种抗生素）。经典铋剂四联方案具体用药：PPI，如埃索美拉唑 20mg、雷贝拉唑 10mg、奥美拉唑 20mg、兰索拉唑 30mg、泮托拉唑 40mg，2 次 / 天；铋剂，如枸橼酸铋钾 220mg，2 次 / 天；抗生素方案主要包括：①阿莫西林 + 克拉霉素；②阿莫西林 + 左氧氟沙星；③阿莫西林 + 呋喃唑酮；④四环素 + 甲硝唑或呋喃唑酮。用药剂量分别为阿莫西林每次 1000mg，2 次 / 天；克拉霉素每次 500mg，2 次 / 天；左氧氟沙星每次 200mg，2 次 / 天；呋喃唑酮每次 100mg，2 次 / 天；四环素每次 750mg，2 次 / 天；甲硝唑每次 400mg，2 ～ 3 次 / 天。一般在根除治疗后 4 周需复查幽门螺杆菌。胃黏膜保护剂可适当应用，但并非必需。经过根除幽门螺杆菌及抑酸治疗，消化性溃疡愈合率达 90% 以上。成功根除幽门螺杆菌的患者溃疡复发率在 3% 以下。绝大多数溃疡愈合后可以停药，但部分患者胃内的幽门螺杆菌难以清除，非幽门螺杆菌根除性溃疡愈合后需进行维持治疗，推荐减量应用 PPI、H_2RA 及胃黏膜保护剂治疗，疗程因病情而异。

二、体检方法

飞行学员医学选拔过程中通过询问病史及相关症状可助于发现本病，既往详细的诊治资料有助于明确疾病严重程度及疾病目前状态，大致流程如图 3-3 所示。

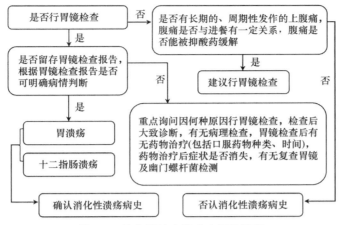

图 3-3 消化性溃疡的病史问诊流程

未行胃镜检查但高度怀疑消化性溃疡（有消化性溃疡典型症状）的患者建议行胃镜检查，根据结果做出判断。既往行胃镜检查，但检查结果未见者，需详细询问胃镜检查的相关情况及检查后的治疗情况。目前我国各级别医院治疗消化性溃疡时可能不一定按照标准方案进行，但抑酸治疗超过 6 周者，建议按照消化性溃疡史下结论。在现役飞行人员中，通过病史采集怀疑消化性溃疡者需行上消化道内镜检查及幽门螺杆菌检测。明确诊断的消化性溃疡需予以治疗，并预防并发症的发生。

三、航空医学考虑

应激、长期精神紧张的航空环境是消化性溃疡的诱因，腹痛及腹部不适可分散飞行人员的注意力，合并幽门螺杆菌感染的消化性溃疡复发率高。消化性溃疡的并发症中，急性出血及穿孔可导致突发的空中失能，严重危及飞行安全。幽门梗阻与癌变会阻碍飞行人员的飞行生涯。因此，在飞行学员医学选拔过程中，既往消化性溃疡病史者不合格。对于需要长期应用 NSAID 者（如类风湿性疾病患者、慢性疼痛患者），考虑到其较高的消化性溃疡的发病风险，亦应做出不合格处理。

对于现役飞行人员，经内镜确诊的消化性溃疡应做暂时不合格结论，经过临床治愈后，复查幽门螺杆菌阴性，经过 3 ～ 6 个月的疗养与地面观察，病情稳定，症状消失，全身情况良好，可做飞行合格结论。对于溃疡已经愈合，鉴定合格的飞行人员应与在队航医建立联系，定期了解飞行人员有无溃疡相关的腹痛及消化不良等临床症状，有无黑粪或呕血等消化道出血症状，以明确有无溃疡复发。考虑到胃酸在消化性溃疡中的决定性作用，在航空作业紧张的情况下，可适当应用抑酸药以预防复发。

第四节　功能性胃肠病

功能性胃肠病（functional gastrointestinal disorders，FGID）是指具有慢性持续性复发

性消化系统症状（如反复腹胀、腹痛、腹泻、便秘、嗳气、恶心、呕吐等），而临床上无法找到可解释症状的器质性病变的一类疾病。目前我国按照罗马Ⅲ标准，根据症状发生的部位，将 FGID 分为八大类，包括成人六大类 28 种疾病和婴幼儿、青少年两大类 17 种疾病。2016 年罗马委员会颁布了罗马Ⅳ标准，将定义和分类表述得更为具体，分别包括成人 33 种疾病，青少年、婴幼儿 20 种疾病。

FGID 是世界范围内流行广泛的疾病，解放军总医院应用罗马Ⅲ标准在海、陆、空三军范围内进行 FGID 流行病学调查显示，成人六大类 FGID 的患病率分别为功能性食管病 8.03%、功能性胃十二指肠病 14.89%、功能性肠病 22.25%、功能性腹痛综合征 3.25%、胆囊及 Oddi 括约肌功能障碍 0.06%、功能性肛门直肠疾病 3.90%。FGID 的发病高峰年龄为中青年，女性多于男性，因此人群中 FGID 发病率可能高于上述水平。我国应用罗马Ⅱ标准对北京市大学生 47 万人群中分层整群抽样问卷调查（抽样 9800 人，有效问卷 5319 份）显示，成人六大类 FGID 的患病率分别为 4.68%、12.60%、63.64%、0.02%、0、2.73%。

引起功能性胃肠病的主要机制包括：①遗传易感性及应激等环境－心理因素；②胃肠道动力障碍；③内脏高敏感状态及相关的神经递质、激素异常；④胃肠道炎症反应与肠道微生态紊乱；⑤肠－脑互动异常（disorders of gut-brain interaction）；⑥精神心理因素。值得一提的是，航空环境下的饮食不规律、长期压力过大、噪声环境及剧烈振动均是引起功能性胃肠病的环境因素，与其相关的消化道动力异常及肠－脑互动异常在功能性胃肠病发生过程中扮演重要角色，需注意预防。目前，临床最常见的 FGID 为功能性消化不良及肠易激综合征，下面分别予以介绍。

一、功能性消化不良

（一）概述

功能性消化不良（functional dyspepsia，FD）的特征为存在一种或多种起源于胃、十二指肠区域的消化不良症状，包括餐后饱胀、早饱感、上腹痛、嗳气、恶心等，并缺乏相关可解释症状的器质性疾病。FD 是临床最常见的 FGID，占胃肠专科门诊的近 50%。

功能性消化不良的罗马Ⅲ诊断标准：①下列症状中一项或多项，餐后饱胀、早饱感、上腹痛、上腹烧灼感；②没有可解释症状的器质性疾病的证据；③上述症状开始于诊断前 6 个月，在最近 3 个月内满足上述症状标准。诊断为 FD 的患者，需进一步区分餐后不适综合征（post-prandial distress syndrome，PDS）及上腹痛综合征（epigastric pain syndrome，EPS），前者为与进食相关的以餐后饱胀为主要症状特征的亚型，后者为与进食无关的以上腹痛为主要症状特征的亚型。

功能性消化不良的治疗主要包括：①一般治疗，建立良好的医师－患者互动关系，对患者进行关于功能性消化不良疾病的教育，反复解释病情，使其明确本病的良性本质，指导患者改善生活方式，调整饮食结构，去除与症状相关的因素。飞行人员的定期疗养即有利于预防及改善功能性消化不良。②经验治疗，对于 40 岁以下，无报警症状（近期体重下降明显、吞咽困难、呕血、黑粪、腹部包块、黄疸等），无明显精神心理障碍者可行经验治疗。对于 PDS 亚型，应以调整胃肠动力为主，可选用促动力剂如莫沙比利（5-HT$_4$ 受体激动剂）每次 5～10mg，3 次 / 天。飞行人员应用本药后需明确无腹泻等不良反应后方可参与训练及飞行任务。多巴胺拮抗剂（如多潘立酮、甲氧氯普胺）虽有促胃肠动力作用，但可以穿透血－脑屏障，部分患者在用药期间可出现精神方面的不良反应，如嗜睡、倦怠、烦躁、焦虑等，因此对飞行人员应慎用。另外，大剂量甲氧氯普胺还可导致锥体外系反应，出现肌震颤、共济失调等。对于 EPS 亚型，应以降低胃酸刺激为主，可选用抑酸药如 H$_2$ 受体拮抗剂和质子泵抑制剂。目前航空医学领域常用的抑酸药有埃索美拉唑，每次 20mg，1 次 / 天；兰索拉唑，每次 30mg，1 次 / 天；奥美拉唑，每次 20mg，1 次 / 天；泮托拉唑，每次 20mg，1 次 / 天；雷贝拉唑，每次 10mg，1 次 / 天；雷尼替丁，每次 150mg，2 次 / 天。小剂量的胃黏膜保护剂（如硫糖铝等）应用较为安全，但需注意大剂量可能导致腹泻等不良反应。功能性消化不良经治疗后若能控制症状，则无不良预后。

（二）体检方法

临床上引起消化不良症状的疾病众多，在排除器质性疾病的情况下，症状及病史特点是 FD 最主要的诊断依据，因此全面、细致的问诊至关重要。病史采集时需注意消化不良症状的频度及程度，症状发生的时间，与进食、体位、排便的关系，有无夜间症状，患者进食量有无改变，有无体重下降及营养不良，有无反酸、胃灼热、便秘、腹泻等重叠症状，病史采集时需注意患者的心理及情绪状态。体格检查时，嘱患者平卧，屈膝以放松腹肌，注意有无胃肠型，有无腹部压痛，有无包块，有无振水音。对于无报警症状者，可先给予经验性治疗 2～4 周，观察疗效后决定是否行进一步检查。

在飞行学员选拔过程中，由于时间及条件的限制，可以主要询问学员有无消化不良的主要症状（餐后饱胀、早饱感、上腹痛、上腹烧灼感），若有阳性结果则予以进一步详细询问；符合功能性消化不良症状标准者，建议其于医院行进一步针对性检查，排除其他可引起相关症状的疾病。

对于现役飞行人员中可疑功能性消化不良者，除经验治疗外还可行生化检验、腹部 B 超、上消化道内镜检查以排除器质性疾病。

（三）航空医学考虑

功能性消化不良对飞行人员最大的影响即临床症状可能会分散飞行人员的注意力，而长期噪声、振动的航空环境可能诱发或促进 FD 的发生及发展。部分功能性消化不良患者常伴有失眠、焦虑、抑郁、头痛、注意力不集中等精神症状，后者又可以促进 FD 症状的发生。此外，治疗功能性消化不良及精神症状（如焦虑、抑郁等）过程中不适宜的药物使用可能对飞行人员产生一定影响，需引起重视。行为治疗、认知疗法、心理治疗能缓解部分 FD 人员的临床症状，可考虑应用于患有功能性消化不良的飞行人员。在飞行学员医学选拔过程中符合功能性消化不良症状诊断标准者为不合格。经综合治疗后症状消失的功能性消化不良预后良好，对飞行无影响，因此对现役飞行人员可不取消其飞行资格。

二、肠易激综合征

（一）概述

肠易激综合征（irritable bowel syndrome，IBS）是一种以反复发作或持续存在的腹痛或腹部不适伴有排便习惯或大便性状改变为症状特征的功能性胃肠病，不伴有可解释相关症状的器质性病变。我国人群中 IBS 发病率约为 10%，中青年居多，女性多于男性。

肠易激综合征罗马Ⅲ诊断标准：

（1）病程 6 个月以上，且近 3 个月内每月至少有 3 天具有反复发作的腹痛或不适症状，并具有下列特点的两项及以上：①排便后症状改善；②伴有排便频率的改变；③伴有粪便性状的改变。

（2）以下症状越多越支持 IBS 的诊断：①异常的排便频率（每周≤ 3 次排便或每天≥ 3 次排便）；②异常的粪便性状（硬便、块状便、稀水便）；③异常的排便过程（费力、急迫感或排便不尽感）；④排出黏液；⑤腹胀。

（3）排除可引起上述症状的器质性病变。

由于 IBS 的诊断属于排除性诊断，对于有报警症状者，特别是便血或隐血试验阳性者须注意排查消化道肿瘤。根据患者的年龄、病程、症状特点及严重程度、心理状态、有无报警症状及有无消化道肿瘤、炎性肠病家族史等可决定是否进一步检查。具有典型 IBS 症状且无报警症状的患者通常不需要进行过多检查就能够做出诊断。明确诊断的 IBS 可根据粪便性状分为 4 个亚型：① IBS 便秘型（IBS-C），硬便或块状便排便比例≥ 25%，稀便或水样便排便比例≤ 25%；② IBS 腹泻型（IBS-D），稀便或水样便排便比例≥ 25%，硬便或块状便排便比例≤ 25%；③ IBS 混合型（IBS-M），硬便与稀水样便均≥ 25%；④ IBS 未定型（IBS-U），上述三种分类以外的分型。上述分型如图 3-4 所示。

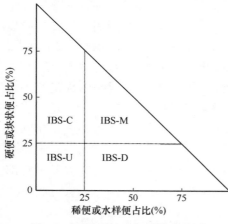

图 3-4　肠易激综合征的临床分型

以腹痛症状为主者需与胆道及胰腺疾病相鉴别，以腹泻症状为主者需与炎性肠病、乳糖不耐症等相鉴别。许多 IBS 患者可同时伴有情绪障碍，如抑郁、焦虑等症状。

肠易激综合征的治疗目的是改善患者症状，强调采取个体化原则，综合性治疗。与功能性消化不良一样，建立良好的医师 − 患者互动关系，详细的病情解释以提高患者对本病良性本质的认识尤为重要。健康教育（如避免偏食、良好的饮食规律、避免高脂饮食、减少刺激性食物的摄入等）有助于改善疾病症状，如果通过调节饮食结构 4 周后症状无改善，则需考虑应用心理行为干预如认知疗法、催眠疗法等以改善症状，此方法对应激相关的 IBS 症状效果良好。上述方法治疗 4 周后仍无症状改善，则可考虑予以药物对症治疗，常用药物包括解痉药，由于莨菪碱及阿尔维林等解痉药的不良反应包括视力障碍、口干、头晕、尿潴留等（抗胆碱能作用），应慎用于飞行人员。匹维溴胺是一种胃肠道平滑肌选择性钙通道阻滞药，无抗胆碱能作用，亦无心血管系统的不良反应，常规用量为每次 50mg，3 次 / 天，对于肠道痉挛引起的腹痛具有较好的效果。IBS-C 型患者可能需要应用泻药治疗。容积性泻药（如甲基纤维素、琼脂、果胶）、刺激性泻药（如番泻叶、比沙可啶、蓖麻油）、润滑性泻药（如开塞露、液体石蜡、冬库酯钠）具有一定的依赖性，长期应用不良反应大，停药后容易出现便秘。聚乙二醇（PEG）是一种长链高分子聚合物，可增加粪便含水量，且在肠道内不被分解与吸收，对便秘型 IBS 有一定效果且不影响脂溶性维生素的吸收及电解质的代谢。对于 IBS-D 型，可能需要应用止泻药。洛哌丁胺（易蒙停）也有一定的抗胆碱能作用，治疗腹泻时可能出现乏力、困倦症状等罕见不良反应，飞行人员应慎用。阿洛司琼、雷莫司琼为 5-HT$_3$ 受体拮抗剂，分别对女性、男性 IBS-D 患者的腹痛或不适有较好作用，对排便紧迫感、排便频繁、稀水便也有显著改善作用，本药不良反应包括缺血性结肠炎及严重便秘等，极少人员可见神经、呼吸、心血管系统反应，飞行人员应慎用。益生菌廉价而安全，对部分 IBS 症状改善有效，可应用于飞行人员。

（二）体检方法

确诊肠易激综合征通常需要详细的病史采集，采集过程中应重点注意以下情况：①腹痛或腹部不适出现的时间及频率；②腹痛或腹部不适与排便的关系，是否在便后缓解；③大便性状及排便频率，是否与腹痛有关；④患者性格特点、心理状态；⑤有无报警症状。

在飞行学员医学选拔过程中，由于时间及条件限制，主要注意询问有无反复发作的腹痛或腹部不适，有无经常性便秘或腹泻。若有阳性结果则按照上述问诊要点详细询问。

对于现役飞行人员，符合肠易激综合征症状标准者，通过详细询问病史一般可以明确诊断，血尿便检验、生化检验、超声检查有助于排除其他器质性疾病。对于存在报警症状、消化道肿瘤家族史的人员应进行结肠镜检查。

（三）航空医学考虑

腹痛及排便频率增加、排便紧迫感会分散飞行人员注意力。航空环境下低气压及快速改变的海拔高度可能会加剧腹胀。具有 IBS 症状的飞行人员在长途飞行过程中可能受到较大困扰。航空条件下的应激反应、噪声环境、剧烈振动可能会诱发或加重 IBS 的发生及发展。许多用于治疗 IBS 症状的药物由于会导致认知功能障碍、抗胆碱能作用而在飞行人员中的应用受到限制。

飞行人员医学选拔过程中，符合肠易激综合征症状标准者不合格；经过治疗后症状消失的肠易激综合征预后良好，对飞行无影响，因此在现役飞行人员中可不取消其飞行资格。

第五节　炎性肠病

炎性肠病（inflammatory bowel disease，IBD）是一组肠道受累的慢性非特异性炎性疾病，主要包括溃疡性结肠炎（ulcer colitis，UC）和克罗恩病（Crohn disease，CD）。当结肠炎症通过临床、影像、内镜检查尚不能区分两者时，可暂命名为待分类结肠炎（unclassified colitis）；当病理学检查尚不能区分两者时又称为不确定性结肠炎（indeterminate colitis），最终区分两者可能需要长期随访。

IBD 是在全世界范围内出现的疾病，北美、北欧、英国等发达地区和国家发病率最高，亚洲国家 IBD 发病率近年来呈快速增高趋势。我国调查显示，广州地区 IBD 发病率最高，其次是香港、澳门，此 3 个城市的发病率由过去的 $0.54/10^5$ 已升至 $3.44/10^5$。目前我国人群的 IBD 患病率总体估计 UC 为 $11.62/10^5$、CD 为 $2.29/10^5$。报道显示，我国 IBD 多见于 20～40 岁人群，女性略高于男性，小儿 IBD 占 IBD 患病总人数的 7%～20%，并呈现增长趋势。

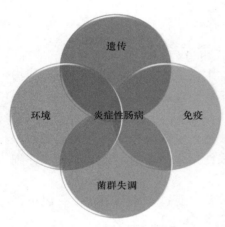

图 3-5　炎性肠病的发病机制

IBD 的发病机制尚未完全明确，如图 3-5 所示，目前研究结果多支持本病的发生是遗传、环境、菌群失调、免疫等多因素共同作用的结果。吸烟、饮食、社会－心理因素等与 IBD 有关。IBD 患者的一级亲属发病率是普通人群的 7～10 倍。侵袭性大肠埃希菌可能与 CD 有关，弯曲菌素可能与 UC 有关。尽管目前尚未发现导致 IBD 的特异性病原菌，但相当多的证据提示肠道感染与菌群失调是导致 IBD 的机制之一。而 IBD 作为肠黏膜相关的自身免疫性疾病的观点已经被越来越多的人所接受。总之，在遗传易感性与环境因素的基础上，肠道菌群丛驱动肠黏膜免疫失衡，从而导致肠道慢性炎症的发生。

IBD 呈慢性病程，大多数反复发作，迁延不愈，严重影响患者预后及生活质量。非活动性 IBD 患者临床缓解后 1 年内复发率约为 20%，活动性患者缓解后 1 年复发率高达 70%。CD 较 UC 的复发率高，且 20%～30% 的 CD 患者病程中会出现肛瘘或其他肛周病变。70%～80% 的 CD 患者在 20 年内需行肠道手术治疗。UC 较 CD 手术率低，20%～30% 的患者 25 年内需手术治疗。下面分别对溃疡性结肠炎及克罗恩病予以介绍。

一、溃疡性结肠炎

（一）概述

溃疡性结肠炎为一种病因尚不明确的直肠和结肠慢性非特异性炎性病变，好发于 20～40 岁。典型的临床表现为持续或反复发作的黏液脓血便，可伴有腹痛及腹泻。疼痛多见于左下腹，常有疼痛—便意—便后缓解的规律，病变累及直肠还可出现里急后重，累及远端结肠还可出现便秘。本病常合并有肠外表现，结节性红斑、坏疽性脓皮病、巩膜外层炎、前葡萄膜炎等肠外表现在结肠炎控制或结肠切除后可以缓解。骶髂关节炎、强直性脊柱炎、原发性硬化性胆管炎等可与溃疡性结肠炎共存，但与 UC 本身病情变化无关。我国报道的肠外表现占患者的 7.1% ～ 20.9%，略低于国外报道。

血常规、红细胞沉降率、C 反应蛋白等实验室检验有助于评估疾病的严重程度。抗中性粒细胞胞质抗体（ANCA）阳性有助于诊断本病。粪便检查肉眼常可发现黏液脓血，镜下可见红细胞及脓细胞。粪便病原学检查还有助于排除感染性结肠炎，这是诊断 UC 的一个重要步骤。考虑到较低的阳性率，通常粪便病原学检查要反复多次（≥ 3 次）进行，检查内容包括：①常规致病菌培养，排除痢疾杆菌和沙门菌等感染；②新鲜粪便找溶组织阿米巴滋养体及包囊；③有血吸虫疫水接触史者做粪便集卵及毛蚴孵化，排除血吸虫病。

结肠镜检查是诊断本病的重要手段。内镜下 UC 的主要表现：①黏膜红斑；②黏膜充血、水肿，血管纹理模糊、紊乱或消失；③质脆、触之易出血；④黏膜粗糙，呈细颗粒状；⑤病变明显处可见弥漫性黏膜糜烂、浅溃疡；⑥结肠袋变浅、变钝或消失，可见假息肉和桥黏膜。UC 极少累及小肠，一般无须小肠镜检查。

病理检查常需多点、多部位取材（包括镜下病变和非病变部位），目的是明确肠道是否表现为慢性炎症，并排除其他感染性和非感染性炎症。UC 的病变部位一般局限于黏膜及黏膜下层，主要表现：①肠上皮坏死，黏膜表面糜烂，浅溃疡形成；②固有层弥漫性淋巴细胞、浆细胞浸润；③隐窝结构变形；④杯状细胞减少。

溃疡性结肠炎目前尚缺乏诊断"金标准"，根据上述临床表现、实验室检验、结肠镜检查及病理检查结果，可做出 UC 的临床诊断。完整的诊断还包括临床分型分期（初发型、慢性反复型）、病变范围（E1、E2、E3）（表 3-1）、严重程度（轻度、中度、重度）（表 3-2）、有无肠外表现及并发症。

表 3-1　溃疡性直肠炎病变范围 Montreal 分类

病变范围	分布	结肠镜下所见炎症病变累及的最大范围
E1	直肠	局限于直肠，未达乙状结肠
E2	左半结肠	累及左半结肠（脾曲以远）
E3	广泛结肠	累及脾曲以近乃至全结肠

溃疡性结肠炎的并发症包括中毒性巨结肠、肠穿孔、消化道大出血及癌变。临床诊断本病时还需要与克罗恩病、急性感染性肠炎、阿米巴肠病、肠道血吸虫、药物相关性肠炎相鉴别。

溃疡性结肠炎的治疗目标为诱导并维持临床缓解及黏膜愈合，防治并发症，改善患者生存质量。活动期治疗方案的选择建立在对病情的全面评估上，治疗过程中根据对治疗的反应及对药物的耐受情况随时调整治疗方案。疗效的评价不仅是症状的消失，更重要的是内镜下黏膜的愈合情况。

表 3-2　改良的 Truelove 和 Witts 疾病严重程度分类

项目	轻度	重度
便次 / 天	≤ 4	≥ 6
便血	轻或无	重
脉搏	正常	≥ 90 次 / 分
体温	正常	≤ 37.8℃
血红蛋白	正常	< 75% 正常值
红细胞沉降率	< 20mm/h	> 30mm/h

注：1. 中度为介于轻度与重度之间；2. 缓解期无症状

对于轻中度的 UC，5- 氨基水杨酸（5-ASA）制剂仍为目前首选治疗药物，包括传统的柳氮磺吡啶（SASP）及新型制剂巴柳氮、奥沙拉秦、美沙拉秦。不同类型的 5-ASA 在治疗效果方面并无显著差异，约 50% 的患者可以达到黏膜愈合，但长期应用 SASP 可能出现较多的不良反应，包括剂量相关性的毒性反应，如恶心、食欲减退、呕吐、头痛等及过敏反应，如皮疹、粒细胞缺乏、再生障碍性贫血等。目前临床常用的为美沙拉秦，常规用量为口服 2 ～ 4g/d，分次或顿服；局部（栓剂）每次 0.5 ～ 1g，1 ～ 2 次 / 天；局部（灌肠剂）每次 1 ～ 2g，1 ～ 2 次 / 天。

对于重度及 5-ASA 制剂治疗无效的 UC，可以考虑应用糖皮质激素治疗，急性起病的重度患者应先予以大剂量激素静脉滴注，如氢化可的松 300mg/d、甲泼尼龙 48mg/d 或地塞米松 10mg/d，7 ～ 10 天后改为口服泼尼松 60mg/d，病情缓解后视耐受情况每周减量 5 ～ 10mg 至停药，减药期间加用美沙拉秦继续治疗。长期应用糖皮质激素可能会导致一系列不良反应，包括但不限于：①促进胃酸、胃蛋白酶分泌，诱发或加剧胃炎及消化性溃疡，甚至导致消化道穿孔或出血；②免疫抑制，诱发或加重感染；③过量激素引起脂质及水盐代谢紊乱，出现医源性肾上腺皮质功能亢进，表现出满月脸、水牛背、皮肤菲薄、多毛、水肿、低血钾等；④水钠潴留及血脂紊乱还可导致高血压、高血脂、动脉粥样硬化；⑤促进蛋白质分解，增加钙磷排泄，导致骨质疏松、肌肉萎缩、延迟愈合；⑥促进糖原异生，降低组织对葡萄糖的利用，导致糖代谢紊乱，出现糖尿病；⑦提高中枢神经系统兴奋性，偶可导致精神失常，促进癫痫发生。因此，对于正在接受糖皮质激素治疗的飞行人员应做飞行不合格结论。对于需要长期应用糖皮质激素治疗的 UC 患者，也被认为是不稳定的，需做飞行不合格结论。对于 1 年内经过单次系统性糖皮质激素治疗后（治疗时间大于 3 周），症状消失，已中断糖皮质激素用药人员，需要考虑下丘脑 - 垂体 - 肾上腺轴（HPA 轴）抑制的影响，受抑制的 HPA 轴可能不能够应对人体对航空环境下某些应激的正常反应，从而导致肾上腺危象的发生。因此，此类人员若想不取消飞行资格，在恢复飞行状态前需进行 HPA 轴功能完好性检查，完善促肾上腺皮质激素（ACTH）兴奋试验。

对于激素治疗无效或依赖的患者，可考虑应用免疫抑制剂，常用的包括硫唑嘌呤（AZA）和 6- 巯基嘌呤（6-MP）。AZA/6-MP 起效慢，但能够使 40% ～ 70% 的激素抵抗或对 5-ASA 制剂无效的 UC 诱导缓解和维持缓解，在激素依赖的患者中可以使 70% 的患者减少激素使用。生物制剂对 UC 的治疗与应用将在有关克罗恩病部分予以说明。应用免疫抑制治疗在飞行中是不允许的，因为其可能导致不良的全身反应并影响军事能力，此外还可降低人体对感染性疾病的抵抗力，增加机会致病菌的感染风险。

（二）体检方法

溃疡性结肠炎临床诊断较为困难，目前尚无诊断"金标准"，其主要临床表现为持续或反复发作的黏液脓血便，可伴有腹痛或腹泻。但这一临床表现并非特异性，单次急性起病者常为急性感染性肠炎所致，通过询问有无不洁饮食史有助于鉴别。

在飞行学员医学选拔过程中，由于时间及条件限制，主要注意询问有无持续或反复发作的黏液脓血便。若有阳性结果则通过询问检查治疗史以明确判断，一般来说，有上述表现者应在招飞过程中予以淘汰。

对于现役飞行人员，出现上述表现或可疑溃疡性结肠炎者，需进一步行结肠镜及组织病理检查，完善实验室检验，排除感染性与非感染性结肠炎。明确诊断的 UC 需进一步判断疾病的严重程度、病变范围、肠外表现及并发症。对于治疗后的 UC，还需至少两年一次行结肠镜检查以随访监测。

（三）航空医学考虑

患者的临床症状（腹痛、腹泻）可能影响飞行人员的飞行表现，长期反复的病程可能导致飞行人员中途停飞，UC 并发症的出现均需取消飞行资格，从而影响飞行生涯。在疾病活动期，应用激素及免疫抑制剂治疗都是不允许飞行的。因此，在飞行学员医学选拔过程中，高度怀疑 UC 的人员应予以淘汰。对于一级亲属有 UC 病史者也应慎重。在现役飞行人员中出现的 UC 人员，一般需取消飞行资格。特殊情况下的放飞应以专科医师的全面评估为基础。

二、克罗恩病

（一）概述

克罗恩病（CD）是一种病因不明确的胃肠道慢性肉芽肿性疾病，最多见的侵及范围为末段回肠及结肠，好发于 15 ～ 30 岁。CD 的临床症状复杂，且无较为明显的特异性。其主要包括以下几个方面：

1. 消化系统症状表现　腹痛，约 70% 的患者可能出现腹痛，以中等度腹部痉挛性疼痛多见，多位于右下腹、脐周；腹泻，约 80% 的患者可能出现腹泻，主要由病变肠段炎性渗出及继发性吸收不良所引起，大便呈糊状或水样便，无脓血或黏液；便血，约 40% 的患者可能出现便血，便血的频率及量明显低于 UC；腹部包块，10% 左右的 CD 患者可能出现腹部包块，以右下腹及脐周多见，主要由肠粘连、系膜淋巴结肿大等原因引起；发热，1/3 的 CD 患者可出现间歇性低热或中等度热；营养不良，40% ～ 70% 的患者可出现消瘦、贫血、低蛋白血症等营养不良表现，多由慢性腹泻、肠道吸收障碍所引起。

2. 肛周病变与瘘管形成　约见于 50% 的患者，瘘管形成是克罗恩病的特征性临床表现，因透壁性炎性病变穿透肠壁全层而形成，其中最多见的为肛周瘘管。肛周病变还见于肛周脓肿、肛裂等。

3. 肠外表现　较为多见的有口腔溃疡、皮肤结节性红斑、关节炎及眼病。

病情较重的患者血常规可能出现血红蛋白减低，活动期患者可出现红细胞沉降率加快、C 反应蛋白升高、外周血白细胞计数升高，明显的白细胞计数升高伴高热常提示合并感染性疾病。抗酿酒酵母抗体（ASCA）阳性可助于 CD 的诊断。与 UC 类似，粪便病原学检查有助于排除感染性肠病、阿米巴肠病。

结肠镜检查和活检应作为 CD 诊断的常规首选检查，肠镜应达到末段回肠并活检。其最具特征性的内镜表现为纵行溃疡和鹅卵石样外观，病变呈节段性、非对称性分布。小肠镜检查目前常用的有胶囊内镜及气囊辅助式小肠镜（BAE），前者不能用于怀疑合并有消化道狭窄者，后者可直视下观察病变、取活检组织，但为侵袭性检查，有一定并发症的风险。

CT或肠道磁共振显像（CTE/MRE）有助于CD诊断，活动期CD典型的CTE表现为肠壁明显增厚；肠黏膜明显强化伴有肠壁分层改变，浆膜外环与黏膜内环明显强化，呈现靶环征；肠系膜血管增多、扩张、曲张，呈木梳征；肠系膜淋巴结肿大；CTE/MRE还能反映肠腔狭窄、腹腔脓肿、瘘管形成。

多点多段活检组织（包括病变与非病变部位）病理检查，注意有无支持CD的病理学表现，包括：①非干酪样肉芽肿；②固有层及黏膜下层慢性炎性细胞浸润；③黏膜肌层增生；④幽门腺化生或潘氏细胞化生。非干酪样肉芽肿是CD的特征性病变，但检出率不高，仅15%～36%的CD患者行黏膜活检时能发现非干酪样坏死。活检组织抗酸杆菌染色检查有助于与肠结核相鉴别。

完整的疾病评估还包括临床分型、疾病活动性、肠外表现及并发症的评估。临床分型可随病情进展而演变，既往对法国CD患者的随访发现，最初诊断70%为炎症型、13%为狭窄型、17%为穿透型，10年后27%炎症型发展为狭窄型，29%炎症型发展为穿透型。活动性评估一般采用Harvey和Bradshow的简化CD活动指数（CDAI）计算法，根据一般情况、腹痛、腹泻、腹部包块、伴随疾病评分判定较为简便，临床常用。

克罗恩病的鉴别诊断：在我国结核病高发情况下，尤其需要注意与肠结核相鉴别，对于有活动性肺结核者，活检见肉芽肿分布在黏膜固有层且数目多、直径大、有融合者，活检组织抗酸染色阳性者高度怀疑为肠结核。鉴别CD与肠结核困难时，可进行诊断性抗结核治疗，抗结核治疗4～8周症状明显改善，2～3个月痊愈者可初步诊断为肠结核，但要注意随访，部分CD患者也可以在抗结核治疗后好转。

结合以上临床表现、实验室检验、影像检查、内镜检查及活检组织病理检查，在排除其他感染性肠炎、药物性肠炎后一般可做出诊断。无法判断者需随访病程发展后明确诊断。总体诊断方法如图3-6所示。

克罗恩病的治疗目标是黏膜愈合。国内目前依然将症状的诱导缓解、维持缓解，防治并发症，改善生存治疗作为CD的治疗目标。吸烟虽然在UC患者中具有一定的保护作用，但能诱导和促进CD的发展，因此所有CD患者均要求戒烟。维持缓解期的药物仍以5-氨基水杨酸（5-ASA）制剂为主。硫唑嘌呤（AZA）依然是激素诱导缓解后维持治疗的最常用药物，不能耐受者可换用其他免疫抑制剂（如6-巯基嘌呤、甲氨蝶呤）。中度活动期患者，糖皮质激素治疗为首选治疗方案，在糖皮质激素治疗无效时可考虑免疫抑制剂，但其起效慢，平均需3～6个月。重度活动性CD患者手术率及病死率高，应综合处理。除全身应用糖皮质激素外，还应做好全身营养支持及预防感染。同时还需评估并处理并发症，必要时行手术治疗。应用糖皮质激素及免疫抑制剂时不允许飞行，具体原因如有关UC部分所述。

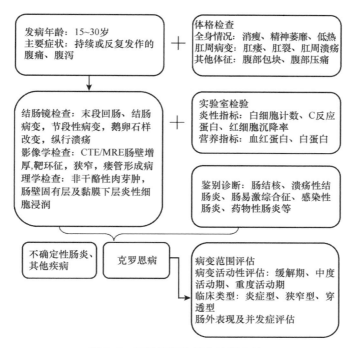

图 3-6 克罗恩病的综合诊断方法

近年来，应用生物制剂治疗 IBD 表现出良好效果。较之传统的美沙拉秦、糖皮质激素及免疫抑制治疗，通过生物制剂治疗，黏膜愈合的目标似乎更易实现。分子生物学研究提示 TNF-α 在 IBD 的发展中起到枢纽作用，因此生物制剂靶点主要针对抑制 TNF-α 的生物活性。目前临床上有三种抗 TNF-α 单抗，包括英夫利昔单抗（infliximab，IFX）、阿达木单抗（adalimumab，humira）和赛妥珠单抗（certolizumab，CDP-870）。英夫利昔单抗是全球首个被批准治疗 CD 的抑制 TNF-α 单抗，常规剂量为 5mg/kg，分别在第 0、2、6 周静脉滴注，然后每隔 8 周静脉滴注 1 次，一般用药 2 周后起效。阿达木单抗在我国被批准用于治疗强直性脊柱炎、类风湿关节炎，对 IBD 也有一定的疗效。阿达木单抗可皮下注射，首剂 160mg，第 2 次 80mg，以后每 2 周皮下注射 40mg。目前研究显示赛妥珠单抗治疗中重度 CD 患者的药物用量为：第 0、2、4 周分别皮下注射 400mg，6 周后对有效的患者维持治疗（每 4 周 400mg）。考虑到生物制剂对 TNF-α 的靶向抑制作用，在起到治疗作用的同时也降低了飞行人员对感染性疾病的抵抗力，增加了机会致病菌的感染风险，这对于经常出入陌生环境的飞行人员是不允许的。同时执行飞行任务时药物的携带与冷藏保存显然也受到限制。

（二）体检方法

与溃疡性结肠炎一样，克罗恩病亦无诊断"金标准"，临床诊断主要综合临床表现、体征、实验室检验、影像学检查、内镜检查、病理学检查及病程综合判断。

在飞行学员医学选拔过程中，一般无法完善上述所有项目，既往病史人员亦很少有明确诊断，因此筛查本病时主要询问有无反复发作的腹痛、腹泻，以及完善腹部检查，根据此结果继续询问相关症状体征，如便血、肛周病变、发热等，同时注意询问有无不洁饮食史以排除感染性肠炎，询问近期药物使用情况（尤其是非甾体抗炎药）以排除药物性肠炎，询问有无疫水接触史以排除血吸虫性肠炎。考虑到本病的迁延不愈及不良预后，对于可疑克罗恩病者在飞行学员医学选拔过程中应尽量予以淘汰。

对于现役飞行人员，可疑 CD 患者应完善相关检查，排除肠结核等有类似症状表现疾病后做出诊断，明确病变范围、临床分型、活动度、肠外表现及并发症的评估，并建立档案，终身随访。

（三）航空医学考虑

克罗恩病起病隐匿、病程缓慢、活动期与缓解期反复交替，时间长短不一，有终身复发倾向。随着病变不断进展，该病有累及全身的潜在可能，同时药物治疗效果不一，不良反应影响较大，用糖皮质激素及免疫抑制剂治疗者均不适合飞行。CD 病程进展过程中可能出现需要手术治疗的并发症，包括急性肠梗阻、瘘管形成、腹腔脓肿、急性消化道穿孔及出血，这些并发症的出现有时可导致空中失能，同时可影响飞行人员的任务完成及终止飞行人员职业生涯。CD 患者与航空环境有关的其他问题还包括经常性腹痛、腹泻，可分散飞行人员注意力，影响职业技能的获取及实现，消瘦、贫血、营养不良可导致一系列问题，影响军事能力。肛周病变除症状本身的影响外还可能使患者感到苦恼，出现抑郁等心理问题，不利于飞行人员的成长。因此，对于所有临床诊断为克罗恩病的人员都应当取消其飞行资格。

第六节　慢性胰腺炎

一、概述

慢性胰腺炎（chronic pancreatic，CP）是指各种原因引起的胰腺组织和功能不可逆性改变的慢性炎性疾病。其基本的病理特征为胰腺实质慢性损害，出现胰腺腺泡萎缩、破坏和间质纤维化。临床上主要表现为反复发作的上腹部疼痛和胰腺内、外分泌功能不足。

（一）流行病学特点

1994 ～ 2004 年的多中心调查显示，我国慢性胰腺炎的患病率约为 $13/10^5$。本病的发病率略低于欧美国家，但近年临床资料显示有逐年升高趋势，平均发病年龄为（48.9 ± 15.0）岁。

（二）病因与发病机制

慢性胰腺炎病因复杂，在绝大多数国家慢性酒精中毒是 CP 发病的主要致病原因。曾经我国胆道疾病病史在 CP 中占 33.9%，是急性、慢性胰腺炎的主要危险因素。随着生活条件的改善，近年来的大规模流行病学调查显示慢性酒精中毒已成为我国 CP 的主要致病因素，占 35.4%。其他导致 CP 的主要病因还有吸烟、高脂血症、高钙血症、胰腺先天性异常、胰腺外伤或手术、急性胰腺炎导致胰管狭窄、自身免疫性疾病等。*PRSS1* 基因突变多见于遗传性胰腺炎，*SPINK1*、*CFTR* 基因突变多见于散发性胰腺炎。其他致病因素不明确者称为特发性 CP。慢性胰腺炎的发病机制并无统一意见，目前流行的假说主要有毒素 - 代谢理论、氧化应激假说、结石 - 导管梗阻理论及坏死 - 纤维化假说。

根据不同的病理特点，慢性胰腺炎可分为慢性钙化性胰腺炎、慢性梗阻性胰腺炎和慢性炎症性胰腺炎。慢性钙化性胰腺炎是 CP 中最多见的一型，表现为散发性间质性纤维化及腺管内蛋白栓子、钙化形成。乙醇是引起本型的最主要原因。慢性梗阻性胰腺炎主要见于胆胰合流异常、各种原因引起的胰管狭窄（如胰头及胆管肿瘤压迫、IPMN、胰腺损伤后胰管狭窄、先天性狭窄等），胰腺导管内虽无结石，但能出现胰管内压力升高、梗阻近段胰管扩张、腺泡细胞萎缩。慢性炎症性胰腺炎主要表现为胰腺组织纤维化和萎缩及单核细胞浸润，常见于自身免疫性胰腺炎。上述三种分型主要基于原始诱发因素分类，事实上不同病理改变常可合并出现。

（三）临床表现

腹痛是慢性胰腺炎主要的临床表现，70% 以上 CP 患者出现反复上腹痛，高脂饮食及饮酒可诱发或加重，向后背放射是其特征性特点，疼痛范围呈束带状，前倾位或俯卧位可使疼痛减轻，仰卧位则使疼痛加重。在 CP 病程后期（CP 起病后 5～8 年），伴随胰腺萎缩、胰腺外分泌功能不断下降，疼痛可消失，继之可出现脂肪泻、消瘦、糖尿病。脂肪泻是因为胰酶分泌不足，无法消化吸收食物中的脂肪及蛋白质，从而出现大便稀溏、脂滴漂浮、马桶不易冲净的现象。慢性胰腺炎可导致胰腺内分泌功能不全，早期即可出现糖耐量异常（糖负荷试验 2 小时后血糖 ≥ 7.8mmol/L），症状性糖尿病（多饮、多食、多尿、消瘦等特征性表现 + 随机血糖 ≥ 11.1mmol/L）一般发生于病程的较后期。消瘦在慢性胰腺炎中较为常见，一般认为饮食诱发的腹痛、消化不良、糖尿病是引起患者消瘦的主要原因。

（四）实验室检验

1. 血液检验　慢性胰腺炎急性发作时血清淀粉酶、脂肪酶可升高，CA199 可轻度升高。明显升高的 CA199 需警惕胰腺癌可能。血钙、血脂、甲状旁腺素、IgG_4 检测有助于病因诊断。

2. 胰腺内分泌功能检验　通过检验空腹血糖水平、餐后 2 小时血糖水平、葡萄糖耐量试验、糖化血红蛋（HbA1c）可明确判断糖耐量受损或继发于 CP 的糖尿病。血清胰岛素释放试验可帮助判断胰岛 B 细胞功能；C 肽（connecting peptide）与胰岛素同为胰岛素前体产生，共同通过出胞释放入血，其数量与胰岛素的分泌量平行，由于胰岛素在血液中的半衰期仅为 3～5 分钟，不易明确检测，因此检测 C 肽可以更好地反映胰岛 B 细胞功能。但这些指标通常在胰腺内分泌功能损失 90% 以上时才出现，灵敏度较低。

3. 胰腺外分泌功能检验　直接试验如胰泌素试验，间接试验如 Lundh 试验、血 / 尿苯甲酸 - 酪氨酸 - 对氨基苯甲酸（BT-PABA）试验、胰月桂酸试验（PLT）、粪便试验。上述试验灵敏度较低，仅在胰腺功能损伤严重时才有较高的阳性率，临床价值有限。

（五）影像学检查

1. 腹部 X 线片　腹部 X 线片发现胰腺钙化灶即可确诊慢性胰腺炎。典型表现见图 3-7。

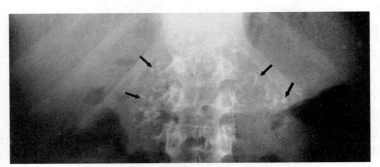

图 3-7　慢性胰腺炎多发钙化灶（腹部 X 线片）

箭头示散在多发钙化灶

2. 体表超声检查　体表 B 超对 CP 的敏感度为 48%～96%、特异度为 80%～90%。由于在飞行学员选拔过程中常规检查项目包括腹部超声，因此予以详细介绍如下。

胰腺超声检查前常规禁食 8～12 小时，如胰腺因气体干扰探查不清，可饮水 500～800ml，使胃腔充满液体，成为显示胰腺的良好声窗。检查一般取平卧位、侧卧位。胰腺的长轴切面位于脊柱、腹主动脉、下腔静脉、肠系膜上动静脉及脾静脉之前，胰头在下腔静脉前方，胰颈在肠系膜上静脉之前，胰体在腹主动脉之前，胰尾在左肾上极前方。声像图显示胰腺内部为均匀分布的中等回声细光点（与肝回声近似），边缘整齐，正常胰头厚 25～30mm，胰体、胰尾部厚度小于 20mm。慢性胰腺炎显示胰腺弥漫性或局限性增大，内部回声增强或不均匀，有时可见胰腺主导管扩张。如有囊肿形成，可见液性暗区，边界整齐清楚。

3. 内镜超声（EUS）检查　EUS 对慢性胰腺炎诊断的敏感度及特异度均 ≥ 85%，EUS 引导下的细针穿刺可以取活检组织行病理检查，对于慢性胰腺炎诊断及鉴别诊断具有一定的意义。胰管内超声（IDUS）是将超声探头经十二指肠乳头逆行插入主胰管中，可以获得更细致的图像及更多的诊断信息。

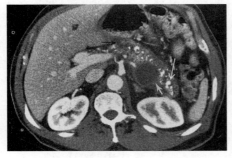

图 3-8　慢性胰腺炎 CT 表现

黑箭头示胰管扩张，长白箭头示散在钙化灶，短白箭头示假性囊肿，胰腺实质整体萎缩

4. 计算机断层扫描（CT）　是诊断慢性胰腺炎的首选检查手段。CP 的 CT 影像学特点：①胰腺萎缩（54%）；②胰管扩张（66%）；③胰腺散在钙化灶（50%）；④胰腺假性囊肿（34%）；⑤胆道扩张（29%）；⑥胰周脂肪密度增高（16%）。CT 对 CP 诊断的敏感度为 75%～90%、特异度为 49%～100%。图 3-8 为典型慢性胰腺炎的 CT 表现。

5. 磁共振（MRI）和磁共振胰胆管显影技术（MRCP）　MRI 对慢性胰腺炎的形态改变较 CT 更为敏感，还能了解胰腺纤维化程度，但对钙化和结石的显示不如 CT 清楚。MRCP 对主胰管扩张、狭窄、走行，胰管分支，假性囊肿及胆道系统和胆胰合流情况显示良好，基本取代了诊断性内镜下逆行胰胆管造影术（ERCP），后者是一种有创检查，有诱导急性胰腺炎发作的风险。同时内镜超声的兴起也有效地减少了 ERCP 在慢性胰腺炎诊断过程中的应用。

6.胰管镜检查 可直接观察胰管内病变,同时能收集胰液、细胞刷片机活组织检查等,对 CP 的早期诊断及原因不明的胰管改变有重要诊断价值。

（六）诊断与鉴别诊断

慢性胰腺炎的诊断依据主要包括：①典型的临床表现（反复发作上腹痛或急性胰腺炎等）;②影像学检查提示胰腺钙化、胰管结石、胰管狭窄或扩张;③病理学有特征性改变;④有胰腺内、外分泌功能不全表现。根据 CP 的临床表现、形态学改变及胰腺内、外分泌功能受损程度将其分为四型。Ⅰ型（早期）：患者出现腹痛、血清或尿淀粉酶升高等临床症状，CT 和超声检查无特征性改变，EUS、MRCP、ERCP 或病理学检查可有轻微改变；Ⅱ型（进展期）：患者主要表现为反复腹痛或急性胰腺炎发作，胰腺实质或导管出现特征性改变，胰腺内、外分泌功能无显著异常，病程可持续数年；Ⅲ型（并发症期）：患者临床症状加重，可合并假性囊肿、胆道梗阻、胰源性门静脉高压、胰源性胸腔积液和腹水等并发症，但无合并内外分泌功能的显著改变;Ⅳ型（终末期):临床出现脂肪泻、消瘦、糖尿病等，内外分泌功能显著异常。在诊断慢性胰腺炎时还应尽量明确病因。除此之外，该病尚需与胆道疾病、胰腺癌、消化性溃疡等疾病相鉴别。CP 简要的诊断程序如图 3-9 所示。

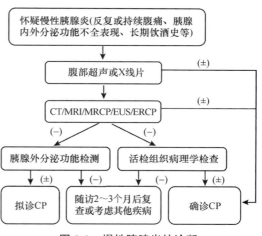

图 3-9 慢性胰腺炎的诊断

（七）治疗

慢性胰腺炎的治疗原则为去除病因，控制症状，延缓胰腺内、外分泌功能不全进展，防治并发症。一般治疗包括戒烟戒酒、避免高脂饮食，建议所有怀疑慢性胰腺炎患者执行。早期 CP 患者若无明显症状可随访观察，必要时可补充胰酶微粒。出现腹痛患者（慢性腹痛型）可行药物非手术治疗，包括指导生活方式、补充胰酶、应用镇痛药等。对于非手术治疗无效者可行内镜检查，若发现胰管结石可一并取出。出现胰管结石大于 5mm 或取出困难者，可行体外冲击波碎石术（ESWL），该手术碎石成功率高达 95%，结合内镜治疗时结石清除率可达 70% ~ 85%。对于 CP 内镜治疗中发现胰管狭窄或扩张者（远段狭窄、胰管高压、近段扩张），可根据病变行胰管括约肌切开术、胰管支架置入术，对此治疗不能缓解疼痛者需考虑行外科手术治疗。进展期或急性发作期的治疗同急性胰腺炎。并发症期需根据病变情况选择相应的治疗手段。例如，胰腺假性囊肿可考虑非手术治疗，无效时行内镜下内引流术；合并胆道狭窄者可考虑胆管支架置入（尽量不用金属支架，否则不方便以后手术），内镜治疗无效者可能需要进一步手术治疗。终末期主要对症处理胰腺内、外分泌功能不全，当然在疾病进程中的任何阶段，出现相应症状者均需要对症处理。外分泌不足时可予以补充外源性胰酶制剂，如胰酶肠溶胶囊，每次 0.45 ～ 0.6g，就餐时服用，以改善消化功能。内分泌功能不全合并糖尿病者，首选二甲双胍降糖治疗，该药可减少肝糖原的输出和改善外周胰岛素抵抗而降低血糖，用量为每次 500 ～ 1000mg，3 次 / 天，从小剂量开始。应用胰岛素促泌剂或胰岛素治疗时需注意预防低血糖。疼痛控制是纵贯慢性胰腺炎治疗过程中的主要目标之一，非镇痛药物中胰酶制剂、抗氧化剂对缓解疼痛有一定作用。镇痛药的应用应从小剂量开始，如非甾体抗炎药，同时需积极配合内镜治疗、神经阻滞治疗及外科手术治疗。需要注意的是，内镜治疗与外科手术治疗在减轻慢性胰腺炎疼痛方面短期效果均较明显，但从长期来看，后者可能更有优势。阿片类成瘾性镇痛药应警惕药物依赖性，在飞行员应用中更应该慎重。自身免疫性胰腺炎作为一类特殊类型 CP，可通过检测血 IgG_4 辅助诊断，高度怀疑者可应用糖皮质激素治疗。飞行人员对糖皮质激素治疗的限制要求详见本章第五节"溃疡性结肠炎"部分。

（八）预后

慢性胰腺炎是一种进展性（不可逆）的炎性疾病，病程较长，反复发作过程中病情逐渐加重，预后不良。通过戒烟戒酒、坚持良好饮食习惯及正确治疗常可维持多年较好的身体状态。诊断 CP 后的 20 ～ 25 年，患者死亡率约为 50%，15% ～ 20% 的患者死于营养不良、并发症、糖尿病及继发性感染等。约 2% 的患者会发展为胰腺癌。

二、体检方法

慢性胰腺炎的诊断较多依赖影像学检查，详细明确的病史问诊有助于建立初步诊断，包括患者发病年龄、腹痛性质、腹痛时间长短、腹痛部位、有无后背放射痛、腹痛加重或缓解的情况、有无长期饮酒史、有无胆道疾病、有无合并脂肪泻、有无糖尿病等相关表现。体格检查时需注意患者有无腹部压痛、有无消瘦等营养不良表现。

在飞行人员医学选拔过程中，由于时间及条件限制，主要通过询问有无反复发作的上腹痛，若有阳性体征可继续详细上述问诊内容，注意患者有无急性胰腺炎发作史。问诊过程中注意与其他有腹痛症状的疾病相鉴别，如克罗恩病、溃疡性结肠炎、肠易激综合征、消化性溃疡、胆道疾病等。对于高度怀疑 CP 者可加做胰腺超声或腹部 X线片或腹部 CT。

对于现役飞行人员中有反复腹痛表现，高度怀疑慢性胰腺炎者可行上述实验室检验，如血尿淀粉酶（急性发作期）、CA199、血脂、血钙；同时完善腹部超声，行 CT 或 MRCP，或 EUS 甚至 ERCP，必要时可在 EUS 引导下取活检组织。明确诊断的 CP 需建立档案，定期随访。随访内容包括生活方式改变、既往诊断及治疗过程、治疗药物的应用，完善血糖、胰酶及肿瘤标志物等实验室检验，完善腹部 B 超或 CT 检查。

三、航空医学考虑

慢性胰腺炎的腹痛症状可能会分散飞行人员的注意力，慢性胰腺炎的急性发作可导致飞行能力丧失，同时慢性胰腺炎是一种进展性炎性疾病，其不良预后可能影响飞行人员的职业生涯。治疗慢性胰腺炎的药物，特别是镇痛药，常可导致药物依赖。慢性胰腺炎的其他并发症常需要内镜治疗，无效时还须外科手术治疗，其可导致军事能力下降。此外，导致慢性胰腺炎的最主要潜在原因（慢性酒精中毒）可能导致飞行人员行为不受控制，从而危及飞行安全。因此，对于慢性胰腺炎患者，尤其是慢性酒精中毒相关的慢性胰腺炎患者应取消其飞行资格。

第七节 急性胰腺炎

一、概述

急性胰腺炎（acute pancreatitis，AP）是一种不同病因导致胰酶激活，出现局部炎症反应灶，并激活一系列炎症细胞因子和炎症介质发生，严重者可出现全身炎症反应综合征（SIRS）及多器官功能障碍综合征（MODS）的疾病。近 10 余年对于急性胰腺炎的临床评估、严重程度分级、局部相关并发症的定义、内外科干预方式及干预时机有较明显的变化，病死率已明显降低。即便如此，重症急性胰腺炎（SAP）的病死率仍高达 20%以上。错误的干预方式及时机均可导致急性胰腺炎患者出现严重后果。在飞行学员医学选拔中几乎不会遇到急性胰腺炎，因此本章将重点描述飞行人员中急性胰腺炎（特别是重症急性胰腺炎）的识别及其处理。

（一）病因与发病机制

最常见的病因包括胆石症及大量饮酒，占急性胰腺炎病因的 90%。其他引起急性胰腺炎的诱因有吸烟、肥胖、暴饮暴食、手术或创伤、高钙血症、高脂血症、妊娠、感染等。引起急性胰腺炎的机制十分复杂，至今尚不十分明确。梗阻（如胆管结石、胰管结石、胆胰管蛔虫、十二指肠乳头水肿、十二指肠压力增高）导致胰管高压、胰液排出不畅，同时反流至胰管的胆汁或十二指肠液可将胰酶激活，ERCP 过程中约 1% 的患者可出现急性胰腺炎。胰液过量分泌（乙醇、高蛋白高脂饮食、高脂血症等刺激胰液分泌）也导致胰管高压，同时乙醇还能刺激 Oddi 括约肌痉挛、十二指肠乳头收缩，导致梗阻；另外，乙醇脱氢后产生乙醛，后者可增加胰腺导管上皮通透性，导致胰酶渗入组织间隙。在上述两类过程中可能都伴有酶原颗粒出胞受阻（基于胰管高压），从而导致酶原颗粒在胞内与溶酶体融合，激活胰酶并渗入细胞间隙。以上机制可引起胰腺局部组织损伤及炎症反应。

（二）临床表现与分型

腹痛是本病的主要症状，常于饱餐或饮酒后突然发作，腹痛剧烈，多位于左上腹，胆源性者腹痛始发于右上腹，逐渐向左侧转移。疼痛可向腰背部放射。恶心、呕吐常伴随腹痛共同发生。轻症急性胰腺炎腹膜炎体征一般不明显，重症急性胰腺炎可伴有一系列器官功能障碍，出现休克代偿期表现，如精神兴奋、脉搏细数、四肢湿冷、血压下降、脉压小、呼吸加快、尿量减少等。

2012 年的亚特兰大标准将急性胰腺炎病程分为前期（通常为第 1 周）及后期（第 2 周到数月）。严重程度分级包括轻症（mild AP，MAP）、中度（moderate SAP，MSAP）和重症（severe AP，SAP）。MAP 被定义为无器官功能障碍、无局部或全身性并发症，一般 1 周内缓解。MSAP 被定义为表现出一过性器官功能障碍（48 小时内缓解），出现局部并发症或合并疾病加剧。SAP 被定义为表现出器官功能衰竭（超过 48 小时）。局部并发症包括急性胰周液体积聚（APFC）、急性坏死物积聚（ANC）、假性囊肿（pseudocyst）、包裹性坏死（WON）。急性胰腺炎的临床分型包括急性间质水肿型胰腺炎和急性坏死型胰腺炎。

（三）诊断

急性胰腺炎的诊断主要基于以下三项指标：①腹痛症状（急性起病的持续性剧烈上腹痛，可放射至腰背部）；②实验室检查提示血清脂肪酶（或淀粉酶）显著升高（≥ 3ULN）；③影像学检查提示典型征象（最常用的检查为增强 CT，其次为 MRI、B 超）。其中，急性间质水肿型胰腺炎 CT 表现为弥漫性胰腺增大，胰腺实质轻度均匀强化，胰周脂肪可有轻度炎症改变（呈模糊条状），并可有胰周积液出现（均匀低密度，轮廓清晰）。急性坏死型胰腺炎（5% ～ 10%）表现为胰腺实质或胰周组织坏死，其增强 CT 的典型特点即坏死区不均匀低密度，可能需要发病后 1 周左右才变得明显。有以上三项指标中的任意两项即可诊断为急性胰腺炎。对于有典型腹痛症状而脂肪酶（或淀粉酶）未达正常上限值 3 倍以上者，影像学检查有助于确诊。对于达到①②者，增强 CT 并非必须执行，但在诊断急性胰腺炎方面，增强 CT 仍然是最重要的辅助手段，尤其是发病 1 周左右的增强 CT 检查的诊断价值更高。

（四）治疗

轻症急性胰腺炎一般在 1 周内缓解，主要治疗措施包括：①禁食，无明显恶心、呕吐者可不禁食。②胃肠减压，腹胀、呕吐严重者可选用。③静脉补液，充分补液，补充能量，维持水、电解质平衡。④镇痛治疗，可应用常规镇痛治疗。吗啡作为急性胰腺炎禁忌药的证据不足，剧烈腹痛也可用哌替啶等阿片类镇痛药。⑤抗生素，无须预防性应用抗生素。

中度急性胰腺炎的治疗除上述支持治疗外，主要是处理局部并发症。发病 4 周以内的 APFC 一般无感染，可不给予处理，多数可自行缓解。若错误地予以引流反而容易导致感染。若 4 周后 APFC 局限可能形成假性囊肿，可待患者恢复健康后行内镜下囊肿内引流术。发病 4 周内的急性坏死物积聚可继发感染，并迁延形成包裹性坏死。对此局部并发症的干预是必要的，主要手段有经皮穿刺引流，由于其内含纤维坏死物，不能引流完全，必须在引流基础上应用内镜、腔镜、手术等手段予以清除。清创时机尚有争议，一般来说在发病前 2 周应避免手术。另一部分学者则认为，等待时期应该较长（1 个月以上），一定程度上"干预越迟，预后越好"在处理急性胰腺炎包裹性坏死上具有指导价值。

在初步评估病情后，怀疑重症急性胰腺炎者（改良 Marshall 评分 ≥ 2 分：① $PaO_2/FiO_2 \leqslant 300$，② $Cr \geqslant 310\mu mol/L$，③ $SBP < 90mmHg$ 补液后无改善，满足上述任一条）应当在稳定生命体征的基础上立即转送具有重症监护病房（ICU）条件的医院行综合治疗，包括第一个 24 小时以晶体为主的充分补液（后续若循环稳定可适当限制补液量），营养支持（注意尽早由全胃肠外培养过渡到肠内营养），注意监测、维护各脏器功能。应当认识到本病的全身影响，而不只是关注局部治疗。SAP 患者预防性应用抗生素有一定争议，如需应用，建议以 β - 内酰胺类广谱抗生素为主，同时注意真菌感染。

目前国内外大量前瞻性研究证明，与非手术治疗相比，对胆源性胰腺炎及早通过内镜逆行胰胆管造影进行内镜下 Oddi 括约肌切开术（EST）并放置鼻胆管引流（NBD），可显著降低并发症发生率及病死率。其中，手术时机与手术方式把握如下：对于预测为 MAP 者，可待腹痛症状消失后行 ERCP 并取石治疗。对于预测为 SAP 者，EST 术应在 48 ~ 72 小时完成。对于合并有胆道梗阻或胆管炎症者，应及早完成 ERCP（24 小时内）并行内镜治疗。胆源性胰腺炎的胆囊切除时机把握如下：MAP 患者腹痛症状消失，淀粉酶升高者，应急诊行腹腔镜胆囊切除术（LC）。腹痛症状不消失、淀粉酶升高者，需待控制症状后行腹腔镜胆囊切除术及胆道探查术。部分学者认为这种等待可至患者出院修养一段时间（1 ~ 3 个月）后再次入院行 LC，理由是胰腺炎导致的水肿使胆囊难以剥离，反而增加了发生手术并发症的风险。但未行胆囊切除术的患者在出院期间有急性胰腺炎复发风险，而腹腔镜胆囊切除术并发症的主要风险来源于胆管解剖变异、术者对胆管的判断失误。胆囊轻度水肿可能会增加手术难度，但并不会增加手术本身并发症的风险，粗心大意及准备不充分才会导致相关并发症。因此，笔者倾向于在急性胰腺炎住院当次、出院之前行腹腔镜胆囊切除术的观点。以上关于胆源性胰腺炎的治疗，尤其是时机的把握还有一定的争议，各中心可根据自己的经验及前瞻性研究结果采取相应措施。

二、体检方法

急性胰腺炎起病急，通过临床表现（急性剧烈腹痛）、血淀粉酶（或脂肪酶）含量、增强 CT 检查通常可诊断该病。该病诊断较为明确，重点是识别重症急性胰腺炎的恰当时机及正确的疾病干预。在飞行学员医学选拔中几乎不会遇到急性胰腺炎患者，有急性胰腺炎病史者也通常对此疾病过程"记忆深刻"，通过询问病史即能明确。

在现役飞行人员中，对于出现的急性腹痛应考虑到本病，通过询问病史，如起病的诱因 [如饮酒史、胆道结石病史、消化性溃疡史（鉴别用）]，疼痛的部位、性质、范围、加重或缓解的情况，查看有无巩膜黄染，有无明显腹部胀气（叩诊鼓音），有无腹部压痛、反跳痛、腹肌紧张，有无墨菲（Murphy）征阳性，有无肾区叩击痛，有无麦氏点压痛，并立即测量双上肢血压、脉搏，对于高度怀疑急性胰腺炎者需急查血常规和 C 反应蛋白、生化全套，必要时行增强 CT 或 B 超、MRI 检查。确诊后需明确判断是否为胆源性胰腺炎、重症急性胰腺炎可能。

三、航空医学考虑

　　轻症急性胰腺炎患者一般可通过支持治疗在 3 ～ 5 天痊愈，痊愈后无明显后遗症，不会进展为慢性胰腺炎。但需明确引起急性胰腺炎的诱因，轻症胆源性胰腺炎通常需要行腹腔镜胆囊切除术，飞行人员是否取消资格可参考胆囊切除术后标准，一般在 LC 术后 6 个月内无明显不适，则可认为飞行合格。酒精性胰腺炎应考虑乙醇滥用问题，需明确患者饮酒情况并做出相关结论。其他原因引起的轻症急性胰腺炎，若能去除病因，则可不取消资格。

　　中度及重症急性胰腺炎患者，特别是后者，病情凶险，病死率高，经积极抢救后生存者也常合并不同程度的胰腺内、外分泌功能不全，少数患者还可演变为慢性胰腺炎，因此应取消其飞行资格。对于此类情况，重点是救治飞行人员的生命，改善其预后。

第 4 章

内分泌及代谢系统疾病

第一节　甲状腺功能异常及亚临床甲状腺功能异常

一、概述

甲状腺功能异常包括甲状腺功能亢进（简称甲亢）和甲状腺功能减退（简称甲减）。甲亢是指甲状腺腺体本身产生甲状腺激素过多而引起的以神经、循环、消化等系统兴奋性增高和代谢亢进为主要表现的一组临床综合征。甲减是各种原因导致的低甲状腺激素血症或甲状腺激素抵抗而引起的全身性低代谢综合征。亚临床甲状腺功能异常又称为轻度甲状腺功能异常，是介于健康和临床甲状腺功能异常之间的中间状态，包括亚临床甲亢和亚临床甲减。

（一）流行病学特点

我国甲亢的发病率为 1.2%，女性显著高发 [男女发病比例为 1 :（4 ～ 6）]，高发年龄为 20 ～ 50 岁。我国临床甲减患病率约为 1%，亚临床甲减的患病率为 0.91% ～ 6.05%。我国尚未有飞行人员甲状腺功能异常的发病率资料。

（二）病因与发病机制

甲亢的病因很多，临床上以弥漫性毒性甲状腺肿（Graves 病，GD）最常见，约占所有甲亢患者的 85%。GD 的发病与自身免疫有关，GD 患者血清中存在针对甲状腺细胞促甲状腺素（TSH）受体的特异性自身抗体，主要为 TSH 受体刺激性抗体。其能激活 TSH 受体，促进甲状腺素的生成。Graves 病是以遗传易感性为背景，在感染、毒素、药物等启动因素的作用下，引起体内的免疫功能紊乱。Graves 病同时可伴发其他自身免疫性疾病，如恶性贫血、重症肌无力和 1 型糖尿病。典型的症状包括怕热、多汗、疲乏无力、震颤和心动过速，也可能存在其他心律失常，以心房颤动最为常见（在所有患者中约占 8%）。精神症状包括焦虑、烦躁、易怒、情绪激动、失眠及精神异常。其他常见表现有甲状腺肿大、皮肤干燥或黏液性水肿、体重减轻、眼病或月经不调（经量减少或闭经）。亚洲男性也可能出现内分泌急症——甲亢性周期性麻痹，表现为突发弛缓性麻痹、低钾血症、低磷血症等。亚临床甲亢是指血 TSH 降低，T_3、T_4 正常者，前提是需要排除下丘脑－垂体疾病。亚临床甲亢可以发生于 Graves 病早期、Graves 病经手术或放射碘治疗后、各种甲状腺炎的恢复期，也可持续存在，少数可进展为临床型甲亢。

甲减的病因很复杂，以原发性甲减最为常见，约占 99%。原发性甲减的常见原因有自身免疫性损伤，如桥本甲状腺炎、萎缩性甲状腺炎等；手术、^{131}I 治疗等引起的甲状腺破坏；碘过量、碘缺乏、长期食用卷心菜等致甲状腺肿的物质、服用抗甲状腺药物等也能通过引起甲状腺激素合成障碍而引起甲减。据统计，饮食中的碘缺乏是世界各地最常见的病因。甲减的临床特征缺乏特异性，主要取决于发病年龄、持续时间和疾病严重程度。可以表现为疲劳、嗜睡、身体和精神的发育迟缓、抑郁、冷漠、头痛、畏寒、关节痛、肌痛、劳力性呼吸困难、皮肤粗糙、声音嘶哑、便秘、月经不调和体重增加。甲减通常因为缺乏明显阳性症状而被延误诊断。亚临床甲减较临床甲减更为常见。其定义为临床上无甲减表现，而 TSH 水平升高，血清 T_4 下降或正常。亚临床甲减中 TSH 水平升高的意义还不完全清楚，这也许代表了原发性甲减的出现与发展。

美国预防服务工作小组（USPSTF）的研究表明，没有充足证据支持对无症状成年人进行甲状腺疾病筛查。但是，美国甲状腺协会建议对具有患甲状腺功能减退风险者测定促甲状腺激素。这包括主诉任何甲状腺功能减退典型症状或发生甲状腺肿者，以及具有甲状腺疾病或自身免疫性疾病病史或家族史者。

（三）治疗与转归

甲亢一经诊断即需要治疗，目前治疗方法主要包括药物治疗、^{131}I 治疗及手术治疗三种。甲亢的治疗过程复杂，疗效评估需较长时间，后续还存在复发风险，如治疗过度可能引起甲减，也可能导致效果不稳定或治疗失败。

甲减的发病通常是渐进的和不可逆转的（除了药源性甲状腺功能减退外）。临床甲减的治疗主要是甲状腺素替代治疗。甲状腺素替代治疗应从小剂量开始，缓慢递增，直至维持剂量，并根据病情轻重、生活环境和劳动强度及时调整用量。这对于飞行员这一高度应激的特殊职业来说，不仅消耗大量医疗资源，还影响正常的军事训练和飞行训练。

亚临床甲亢可以无任何症状，也可以有轻微的非特异性症状，或表现出某些隐蔽的甲状腺毒症和体征。大量研究表明，亚临床甲亢可能导致的后果有进展为甲亢、恶化心血管病预后、心房颤动、心功能降低、出现全身或神经精神症状、骨密度降低和骨折。对于亚临床甲亢的治疗，目前尚存在争论，一种观点主张定期观察，仅在某些特殊病例及特殊情况下才给予治疗，一般采取 3～6 个月复查 TSH；而另一种观点则认为亚临床甲亢对心脏、骨骼等有着不利的影响，应给予积极治疗。

亚临床甲减可以无任何症状，也可以有轻微的非特异性症状。亚临床甲减患者血脂升高、心血管事件发生率增加，记忆力差、思维慢、易抑郁。有症状或相关并发症的亚临床甲减患者需要补充左甲状腺素钠片（优甲乐）治疗。研究显示，每年有 2%～5% 的亚临床甲减患者转为临床甲减，但如果不用甲状腺素治疗，经过 1 年的随访，约有 5% 的患者 TSH 转为正常。另有一项平均长达 9.2 年的随访研究显示，10 年内有 68% 的亚临床甲减患者仍保持轻度甲减，28% 进展为临床甲减，4% 恢复正常。

近年来，越来越多的独立研究表明，亚临床甲状腺功能改变与其他系统（心血管系统、脂代谢系统等）疾病存在统计学关联，在航空领域应当予以重视。

（四）诊断与鉴别诊断

1. 甲亢　典型的甲亢病例易于诊断，不典型病例易被误诊和漏诊。在临床上，当遇到不明原因的体重下降、低热、腹泻、手抖、心动过速、肌无力、月经紊乱或闭经及其他高代谢综合征时，应考虑甲亢的可能性；对疗效不满意的糖尿病、结核病、心力衰竭、冠心病等，也要排除甲亢的可能性。甲亢的诊断还要依靠甲状腺功能检查，具备高代谢综合征，且有 TSH 降低和 T_3、T_4 升高，即可确诊甲亢。仅有 TSH 降低，T_3、T_4 正常为亚临床甲亢。TSH 正常或升高，T_3、T_4 升高见于垂体性甲亢或伴瘤综合征。

甲亢的鉴别诊断包括甲亢类型的鉴别及与其他疾病的鉴别。考虑到招飞体检的实际需要，与其他非甲亢性疾病进行鉴别即可，主要有单纯性甲状腺肿、糖尿病、心血管疾病、消化系统疾病等，通过甲状腺功能检查即可鉴别。

2. 甲减　甲减的临床表现缺乏特异性，轻型病例易被漏诊或误诊。当出现下列情况时，应考虑甲减的可能：无法解释的乏力、虚弱和易于疲劳；反应迟钝、记忆力和听力下降；不明原因的水肿和体重增加；不耐寒；甲状腺肿大而无甲亢表现；血脂异常；无法解释的心脏扩大和心肌收缩力下降。甲减的诊断还包括 TSH 和甲状腺激素的测定：TSH 升高，T_3、T_4 降低即可诊断。仅有 TSH 升高，T_3、T_4 正常者为亚临床甲减。而 TSH、T_3、T_4 均降低见于垂体性甲减。

甲减需主要与贫血、慢性肾炎和肾病综合征相鉴别。贫血时甲状腺功能正常可以鉴别；慢性肾炎、肾病综合征时血甲状腺激素水平下降，但一般伴有血压升高、肾功能异常。

二、体检方法

（一）病史采集

对所有参加招飞体检的学员，应详细询问既往有无甲状腺功能异常及治疗史，以及现在有无不明原因的体重下降、低热、腹泻、手抖，或易于疲劳、反应迟钝、水肿、不耐寒等症状，同时应详细询问甲状腺疾病及自身免疫性疾病家族史。

（二）甲状腺体格检查

甲状腺体格检查主要是为了发现甲状腺肿的情况，主要包括视诊、触诊、听诊。

1. 视诊　观察甲状腺的大小和对称性，正常人甲状腺外观不突出。

2. 触诊　于受检者前面用拇指从胸骨上切迹向上触摸甲状腺峡部，可感到气管前软组织，判断有无增厚，并嘱其吞咽，判断有无肿块；然后一手拇指施压于一侧甲状软骨，将气管推向对侧，另一手示指、中指在对侧胸锁乳突肌后缘向前推挤甲状腺侧叶，拇指在胸锁乳突肌前缘触诊，配合吞咽动作，重复检查。

3. 听诊　当发现甲状腺肿大时，用钟形听诊器放在肿大的甲状腺上，如听到低调的连续性静脉"嗡鸣"音，则对诊断甲亢有帮助。

（三）实验室检查

TSH 检测是甲亢或甲减最可靠和敏感的筛查指标，其变化较 T_3、T_4 迅速而显著，但不适用于罕见的腺垂体促甲状腺激素异常分泌。TSH 结合 T_3、T_4 检查具有更明确的意义。

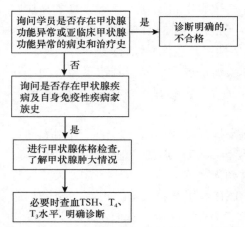

图 4-1　甲状腺功能异常及亚临床甲状腺功能异常体检流程

（四）体检流程

甲状腺功能异常的体检流程如图 4-1 所示。

三、航空医学考虑

甲状腺激素是体内一种重要的激素，对心血管、呼吸、血液、运动系统等均起着重要作用。研究发现，在 +Gz 负荷飞行时，甲状腺激素水平会发生变化。祝筱姬等的研究显示，+5Gz 飞行后血清 FT_4 水平升高，TSH 水平下降，血清 FT_3 水平飞行前后无变化，提示随着高 +Gz 负荷飞行应激强度增加，飞行员的神经内分泌系统会出现相应的应激反应，甲状腺激素水平随之发生一过性升高，但仍处在正常范围之内。以下将对甲亢和甲减的航空医学考虑分别进行讨论。

（一）甲亢和亚临床甲亢

航空医学关注的焦点是甲亢对心肺系统的影响，对神经和行为状态的潜在改变和治疗的不良反应。未经治疗的甲亢症状包括怕热、焦虑、疲劳、无力、震颤、易怒、心动过速、精神疾病和眼病。所有这些都可能成为安全隐患而影响空勤人员的表现。亚临床甲亢也显示了航空医学问题，因其心房颤动的风险增加。治疗后主要担心的是甲状腺功能亢进症（主要是硫脲类药物疗法）的复发和甲状腺功能减退的发病可能性，可导致冷漠、思维迟缓、严重嗜睡和效能退化。抗甲状腺药物治疗的治愈率仅为 50%，复发率高达 50%～60%，且疗程长，少数病例可以发生粒细胞缺乏症或中毒性肝病等严重并发症。因此，也会使用放射性碘进行治疗，其主要并发症是甲状腺功能减退。还有一种治疗方法是手术治疗，具有治愈率高、复发率低的特点，但也容易导致甲减和喉返神经损伤。亚临床甲亢因具有潜在的心血管疾病、骨质疏松风险及进展为临床甲亢的高度可能性，所以也会存在影响飞行人员表现的隐患。

（二）甲减和亚临床甲减

甲减起病的隐匿性可能会延误诊断，直到症状变得严重和引起潜在的飞行安全威胁。甲状腺功能减退的症状可能急性发作，包括嗜睡、精神状态变化和多种生理问题。因此，必须密切监测甲状腺功能减退与亚临床甲状腺功能减退患者。亚临床甲减因症状不典型，具有进展为临床型甲减的高风险，所以对飞行人员生活、训练甚至飞行安全也会造成影响。

综上所述，在招飞体检时，考虑到甲状腺功能异常及亚临床甲状腺功能异常均是缓慢进展的疾病，无彻底治愈的方法，因此对存在甲状腺功能异常病史及家族史的学员均应严格把关。

第二节　糖尿病和糖尿病前期

一、概述

糖尿病（diabetes mellitus，DM）是由遗传因素和环境因素共同引起的一组以糖代谢紊乱为主要表现的临床综合征，是胰岛素分泌缺陷和（或）胰岛素作用障碍引起糖类、脂肪、蛋白质、水和电解质等的代谢紊乱，以慢性高血糖为主要特征。根据 WHO（1999 年）对糖尿病的分类标准，糖尿病从病因学上分为四类，即 1 型糖尿病、2 型糖尿病、其他特殊类型糖尿病和妊娠糖尿病。绝大多数糖尿病患者属于 1 型和 2 型，与空军招收飞行学员体格检查较为密切。糖尿病前期是介于糖尿病和正常血糖之间的一种状态，是糖尿病的预警信号，包括空腹血糖受损（impaired fasting glucose，IFG）和糖耐量异常（impaired glucose tolerance，IGT）。

（一）流行病学特点

糖尿病是当前威胁全球人类健康的最重要的非传染性疾病之一，根据国际糖尿病联盟（International Diabetes Federation，IDF）统计，2011 年全球糖尿病患者人数已达 3.7 亿，其中 80% 集中在发展中国家，并且仍在迅速上升。估计到 2030 年，全球将有近 5.5 亿糖尿病患者。2011 年全球共有 460 万人死于糖尿病，当年糖尿病的全球医疗花费达 4650 亿美元。近 30 年，我国糖尿病患病率也显著增加。据统计，1980 年我国糖尿病患病率为 0.67%。1994 ～ 1995 年我国 25 ～ 64 岁人群的糖尿病患病率为 2.5%。最近 10 年，糖尿病的流行情况更为严重。2002 年，18 岁以上的城市人口的糖尿病患病率为 4.5%，农村为 1.8%，糖尿病患病率随着年龄的增长而增加。2007 ～ 2008 年，我国 20 岁以上成年人的糖尿病患病率为 9.7%，而糖尿病前期的占比为 15.5%，远超糖尿病患病率。如果将糖化血红蛋白纳入筛查手段，我国糖尿病前期的患病率将高达 50%。

儿童和青少年多见于 1 型糖尿病，由于近十年生活方式和营养结构的变化，儿童和青少年 2 型糖尿病的发病率正在不断增加。美国疾病控制与预防中心于 2000 年发起的一项大规模的青少年糖尿病研究项目（SEARCH）表明，2001 ～ 2009 年，青少年 1 型和 2 型糖尿病患病率均显著增加，其中 1 型糖尿病的患病率增加了 21.1%，而 2 型糖尿病患病率增加了 30.5%，且 10 ～ 14 岁、15 ～ 19 岁年龄段增加最为显著。有统计显示，我国有 170 万 7 ～ 18 岁的青少年患有糖尿病，另外还有 2770 万人处于糖尿病前期。我国青少年中糖尿病的比例为 1.9%，相当于美国同龄人的 4 倍，且明显高于亚洲各邻国。我国空军招飞对象主要是青少年，体检时应注意对糖尿病患者及高危人群进行筛查。

糖尿病是美国空军停飞的第 4 大疾病，糖尿病在我军停飞疾病谱中排在第 10 位。关于我国民航飞行员的调查表明，民航飞行员糖尿病的患病率为 5.8%，发病率低于普通人群。另有调查发现，飞行人员糖尿病视网膜病变患病率达 2.8%。糖尿病视网膜病变是一种严重的糖尿病并发症，其发生与糖尿病病程密切相关，患病 5 ～ 9 年其发生率约为 10%，患病 10 年后约为 50%，患病 25 年后为 90% ～ 95%，由此反推，飞行人员实际糖尿病患病率应当远高于当前调查所得到的数据。目前，对我军飞行人员缺乏糖尿病及糖尿病前期的患病数据。

（二）病因、发病机制与转归

1 型糖尿病是由与胰岛 B 细胞破坏有关的绝对胰岛素缺乏引起的，其病因和发病机制尚未完全阐明，目前认为与遗传因素、环境因素及自身免疫因素均有关。遗传学研究显示，1 型糖尿病是多基因、多因素共同作用的结果，从父母到子女的垂直传递率很低，如双亲中一人患 1 型糖尿病，其子女患病风险率仅为 2% ～ 5%。环境因素主要有病毒感染、对胰岛 B 细胞有毒性作用的化学物质或药物、婴儿时期牛奶喂养等。此外，自身抗体生成及胰岛炎症细胞浸润在 1 型糖尿病的发病中也起着重要作用。1 型糖尿病多发生在儿童或青少年。在糖尿病患者中，此型约占 5%，我国发病率＜ 1%。

2 型糖尿病以胰岛素抵抗和（或）相对胰岛素缺乏为特征，主要由遗传因素和环境因素相互作用形成。遗传因素在 2 型糖尿病的病因中较 1 型糖尿病更为明显，双亲中一人患 2 型糖尿病，其子女患病的风险率为 5% ～ 10%，在父母皆患的子女中，5% 有糖尿病，12% 有糖耐量受损。流行病学研究表明，肥胖、高热量饮食、体力活动不足和年龄增加是 2 型糖尿病的主要环境因素，有高血压、血脂谱紊乱、糖耐量异常和空腹血糖受损者的 2 型糖尿病患病风险增加。在这些环境因素中，肥胖居于中心地位。胰岛素抵抗和胰岛 B 细胞功能缺陷是 2 型糖尿病的基本特征（图 4-2）。在我国，2 型糖尿病占 90% 以上，其可以发生在任何年龄，但多见于中老年人，其中多数患者起病缓慢，临床症状相对较轻或缺如。但是血糖代谢异常可引起

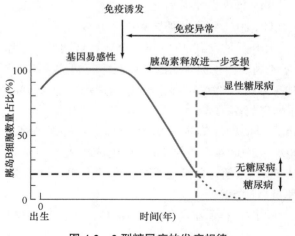

图 4-2　2 型糖尿病的发病规律

低血糖反应，严重危及飞行安全，因此具有重要的航空医学意义。

糖尿病患者的典型症状包括多饮、多食、多尿和消瘦（三多一少）。但是早期糖尿病患者呈不典型症状，可能仅有头晕、乏力等，甚至无症状，有的可出现午餐或晚餐前低血糖反应。低血糖反应表现为心悸、乏力、出汗、面色苍白、肢体震颤、紧张、情绪不稳定、烦躁等自主神经兴奋的症状。有时还会出现视物模糊、定向力障碍、嗜睡，严重时陷入昏迷或癫痫发作等中枢神经系统症状。上述自主神经及中枢神经系统症状均对飞行安全构成威胁。

当个体存在糖代谢异常但又不足以诊断糖尿病时，称为糖尿病前期。糖尿病前期是发生糖尿病的最重要的危险因素。纳入 3234 名受检者的美国"糖尿病预防计划"研究高度强调了鉴别和治疗糖尿病前期的重要性。在该项研究中，每 100 个糖尿病前期（空腹血糖受损或糖耐量异常）的人中 3 年内有 11 人会发展为 2 型糖尿病。采取生活方式干预（饮食和运动）的患者，每 100 人中 3 年内约有 5 人会发展为 2 型糖尿病。所以，生活方式的干预导致糖尿病的发病率相对减少 58%。

（三）高危人群筛查

1. 成年人中糖尿病高危人群　在成年人（＞18 岁）中，具有下列任何一项及以上的糖尿病危险因素者：①年龄≥40 岁；②有糖调节受损史；③超重（BMI≥24kg/m²）或肥胖（BMI≥28kg/m²）和（或）中心型肥胖（男性腰围≥90cm，女性腰围≥85cm）；④静坐生活方式；⑤一级亲属中有 2 型糖尿病家族史；⑥有巨大儿（出生体重≥4kg）生产史或妊娠糖尿病史的女性；⑦高血压 [收缩压≥140mmHg 和（或）舒张压≥90mmHg] 或正在接受降压治疗；⑧血脂异常 [高密度脂蛋白胆固醇（HDL-C）≤0.91mmol/L（≤35mg/dl）、三酰甘油≥2.22mmol/L（≥200mg/dl）]，或正在接受调脂治疗；⑨动脉粥样硬化性心脑血管疾病患者；⑩有一过性类固醇糖尿病病史者；⑪多囊卵巢综合征（polycystic ovary syndrome，PCOS）患者；⑫长期接受抗精神病药物和（或）抗抑郁药物治疗的患者。

2. 儿童和青少年中糖尿病高危人群　在儿童和青少年（≤18 岁）中，超重（BMI 大于相应年龄值、性别的第 85 百分位）或肥胖（BMI 大于相应年龄、性别的第 95 百分位）且合并下列任何一项危险因素者：①一级或二级亲属中有 2 型糖尿病家族史；②存在与胰岛素抵抗相关的临床状态（如黑棘皮病、高血压、血脂异常、多囊卵巢综合征）；③母亲妊娠时有糖尿病史或被诊断为妊娠糖尿病。

《中国 2 型糖尿病防治指南（2013 年版）》推荐，对于成年人的糖尿病高危人群，不论年龄大小，宜及早开始进行糖尿病筛查；对于儿童和青少年的糖尿病高危人群，宜从 10 岁开始，每 3 年至少重复筛查 1 次。在我国，由于受到医疗、经济等因素限制，并未实现广泛的糖尿病筛查。目前，我国未诊断的糖尿病比例约占糖尿病患者总数的 60%，且男性患病风险比女性增加 26%。在历年招飞体检过程中，虽鲜有因糖尿病而被淘汰的学员，但结合糖尿病的上述特点，强烈推荐对参加招飞体检学员中的糖尿病高危人群进行糖尿病筛查。空腹血糖检查是简单易行的糖尿病筛查方法，宜作为常规的筛查方法，但有漏诊的可能性。条件允许时，应尽可能行口服糖耐量试验（oral glucose tolerance test，

OGTT）以提高检出率。

（四）诊断与鉴别诊断

1. 诊断　　在临床上，首先需确定是否存在糖尿病或糖尿病前期，然后进行分类，并对有无并发症及伴发疾病做出判定。在招飞体检时，不论 1 型糖尿病还是 2 型糖尿病均不合格，因此仅需明确诊断糖尿病即可。糖尿病的诊断标准详见表 4-1。

表 4-1　糖尿病的诊断标准（WHO，1999 年）

诊断标准	静脉血浆葡萄糖水平（mmol/L）
（1）典型糖尿病症状（多饮、多尿、多食、体重下降）加上随机血糖检测 　　或加上	≥ 11.1
（2）空腹血糖检测 　　或加上	≥ 7.0
（3）葡萄糖负荷后 2 小时血糖检测无糖尿病症状者，需改天重复检查	≥ 11.1

注：空腹状态指至少 8 小时未进食热量；随机血糖指不考虑上次用餐时间，一天中任意时间的血糖，不能用来诊断空腹血糖受损或糖耐量减低

糖尿病前期是糖尿病的重要危险因素，尽管进行生活方式干预能够减缓其向糖尿病转变，但仍具有较高的糖尿病发病率。因此，在招飞体检中，处于糖尿病前期的学员也应慎重对待。糖尿病前期的诊断标准见表 4-2。

表 4-2　糖代谢状态分类（WHO，1999 年）

糖代谢分类	静脉血浆葡萄糖	
	空腹血糖（mmol/L）	糖负荷后 2 小时血糖（mmol/L）
正常血糖	< 6.1	< 7.8
空腹血糖受损（IFG）	6.1 ～ 7.0	< 7.8
糖耐量减低（IGT）	< 7.0	7.8 ～ 11.1
糖尿病	≥ 7.0	≥ 11.1

注：IFG 和 IGT 统称为糖调节受损，也称为糖尿病前期

2. 鉴别诊断　　在糖尿病的鉴别诊断中，首先应排除继发性糖尿病和特异型糖尿病。其主要包括弥漫性胰腺病变致 B 细胞广泛破坏引起的胰源性糖尿病，肝脏疾病所致的肝源性糖尿病，内分泌疾病（肢端肥大症、Cushing 综合征、胰高血糖素瘤、嗜铬细胞瘤、甲亢、生长抑素瘤）因拮抗胰岛素外周作用或因抑制胰岛素分泌（如生长抑素瘤、醛固酮瘤）而并发的糖尿病；药物所致的糖尿病中以长期应用超生理量糖皮质激素（类固醇性糖尿病）多见；各种应激和急性疾病伴随的高血糖症（应激性高血糖症）。所以发现血糖升高时应详细询问病史，进行全面细致的体格检查，必要时加以相关实验室检查，一般不难鉴别。除了应激性高血糖外，其余情况均不合格。

在招飞体检中会常规筛查尿糖，所以要对尿糖阳性的疾病进行鉴别。正常人肾糖阈为血糖 10mmol/L，血糖超过肾糖阈或肾糖阈下降均会导致尿糖阳性。尿糖阳性除了糖尿

病以外，还可见于以下情况：

（1）应激性尿糖阳性：急性感染、手术、神经紧张、休克、脑震荡、脑出血、颅骨骨折、急性心肌梗死、大出血、缺氧等均可为应激源，在上述应激原的作用下，可引起高血糖及尿糖。这主要与儿茶酚胺、糖皮质激素及胰高血糖素分泌增多有关。一般于应激消失后 2 周即可恢复。

（2）饮食性尿糖阳性：在甲状腺功能亢进、自主神经功能紊乱时，以及少数正常人在进食大量糖类后，食物中的糖在胃肠道吸收过快，进餐之后出现暂时性的血糖增高而使尿糖增多。长期饥饿的人突然饱餐一顿，可因胰岛素的分泌功能相对低下而产生糖尿。

（3）药物性尿糖阳性：长期使用肾上腺皮质激素、脑垂体后叶激素、咖啡因及苯丙胺类药物，会使血糖增高而造成尿糖。另外，有些药物如维生素 C、水杨酸类、对氨苯甲酸、水合氯醛、吗啡、氨基比林及大量枸橼酸等，可使尿糖的检验出现假阳性结果。

（4）肾性尿糖阳性：肾小管重吸收葡萄糖的能力低下，即肾糖阈下降所致，多见于慢性肾炎、肾病综合征及新生儿糖尿病等。

（5）妊娠性尿糖阳性：妊娠后期由于乳腺功能开始活跃可发生乳糖尿，还应考虑妊娠期肾小管对糖再吸收能力下降及排出的葡萄糖增多而引起肾性尿糖阳性。

此外，糖尿病的诊断中还需进行 1 型和 2 型糖尿病的鉴别。招飞体检中两型糖尿病者均不合格，在此不再赘述。

二、体检方法

（一）病史采集

对于所有参加内科检查的学员，详细询问其是否曾出现过多饮、多食、多尿及短时间内体重减轻的症状，是否于医院就诊明确诊断为糖尿病。此外，还应追问学员是否有 2 型糖尿病家族史，是否存在高血压及高血脂，对于不满 18 岁的学员还应询问母亲妊娠时否有糖尿病史或曾被诊断为妊娠糖尿病。

（二）尿糖检测

收集尿液，使用葡萄糖氧化酶试纸法对尿糖进行半定量测定。在多数情况下，24 小时尿糖总量与糖代谢紊乱的程度有较高的一致性，尿糖阳性是诊断糖尿病的线索，但不能作为诊断依据，尿糖阴性也不能排除糖尿病的可能。对于糖尿阳性的学员，可询问是否存在服药史、大量进食糖类及过度紧张等情况，同时查空腹血糖及糖耐量试验，并复查尿常规，均正常后为合格。

（三）空腹血糖检测

空腹血糖是指至少 8 小时未进食热量的情况下的静脉血血糖。学员清晨空腹状态下采集静脉血，分离血清，检测血糖，即为空腹血糖。

（四）糖耐量试验

对于血糖高于正常范围但又未达到糖尿病诊断标准者，需进行 OGTT 检查。OGTT 应在不限制饮食和正常体力活动 2～3 天后的清晨或上午进行。试验前应禁食至少 8～14 小时，取空腹血标本后，受检者饮用含有 75g 葡萄糖的溶液 250～300ml，5 分钟内饮完。在服糖后 2 小时采血标本测定血浆葡萄糖含量。

（五）体检流程

所有参加招飞体检学员均行尿常规检查，可结合尿常规结果进一步行病史采集及相关检查，具体流程见图 4-3。

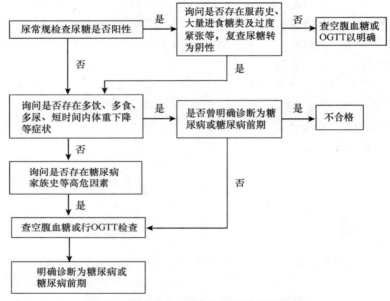

图 4-3　糖尿病及糖尿病前期的体检流程

三、航空医学考虑

单纯高血糖不会引起突然失能，《美国空军特许飞行指南》指出，患有糖尿病的飞行员和航空事故的发生之间无明显的直接联系。航空医学领域主要关注的是需要使用口服降糖药或皮下注射胰岛素控制血糖的糖尿病患者容易出现低血糖的风险。低血糖的症状包括大汗、发抖、紧张、焦虑、头晕、视物模糊、嗜睡甚至言语困难、神志不清。这些症状很可能出现在中度至重度低血糖发生时，此种情况下不能继续履行飞行任务。航空医学对糖尿病的另一个担忧是长期高血糖引起的相关并发症，导致多尿、脱水、恶心、疲劳和视力改变。此外，血糖急剧升高引起的急性并发症，如糖尿病酮症酸中毒和高渗性高血糖状态也会影响飞行安全。此外，糖尿病会造成冠心病和导致心肌梗死、心律失常等疾病的发病风险增加，这些疾病可能引发晕厥或脑卒中等，若在飞行过程中发生，会造成飞行事故。

因此，在招飞体检时，对糖尿病的筛检应严格。在招飞过程中，常规检验项目不包括血糖，只有尿糖，对于尿糖阳性的学员应当详细询问相关病史并进行血糖的检查。此外，对所有学员均应询问糖尿病家族史及是否存在糖尿病高危因素，对于存在糖尿病家庭史或高危因素的学员，检查空腹血糖，必要时行糖耐量试验，及时发现处于糖尿病前期或患有糖尿病的学员。

在严把招飞关的同时，应加强对现役飞行人员的糖尿病筛查。在我国，虽然飞行人员年度体格检查项目中包括血糖、尿糖，但是在糖尿病早期，空腹血糖未必能够反映体内糖代谢的真实情况，因此易造成漏诊。建议对飞行员队伍中的糖尿病高危人群进行糖耐量试验筛查，以期尽早发现糖尿病前期及糖尿病患者。

第三节 痛 风

一、概述

痛风是一种由尿酸盐结晶在关节腔和邻近软骨、肌腱沉积所导致的急性关节炎，具有单一关节受累、反复发作的特点，严重者伴关节畸形或尿酸性尿路结石。痛风形成的基础是嘌呤代谢障碍引起高尿酸血症，造成尿酸盐结晶的沉积。值得注意的是，所有的痛风患者都有高尿酸血症（血清尿酸含量超过 6.8mg/dl），但绝大多数高尿酸血症患者未出现过痛风性急性关节炎。

（一）流行病学特点

痛风普遍见于世界各地区、各民族，各地患病率有所差异。随着社会的发展和饮食结构的改变，痛风在世界各地的发病率呈现出不断增加的趋势。相关数据显示，美国痛风的患病率由 1977 ～ 1978 年的 45/10 万上升至 1995 ～ 1996 年的 62.3/10 万。目前，美国每年因痛风到门诊就诊的患者大约有 400 万。据估计，美国至少 1% 的男性患有痛风，男女患病比例为（7 ～ 9）∶1。英国 20 世纪 80 年代痛风患病率为 0.2% ～ 1.7%，2004 年患病率约为 1.4%，其中 65 岁以上男性患病率为 7%。我国调查显示，1995 ～ 1996 年山东省沿海地区的患病率为 0.035 2%，2004 年上升到 1.14%。台湾省 18 周岁以上的土著居民痛风的患病率为 11.70%。痛风在我国的平均患病率为 0.15% ～ 0.67%。

（二）病因与发病机制

痛风是一种多因素疾病，主要发生于成年男性，青春期之前的男性很少见。痛风主要有如下特征：①血清尿酸浓度升高（高尿酸血症）；②反复发作的急性关节炎，关节滑液中的白细胞内可见尿酸钠结晶；③尿酸钠结晶（痛风石）沉积在关节及其周围组织，有可能导致畸形和残疾；④肾损伤累及肾小球、肾小管、肾间质、肾血管；⑤尿酸性肾结石。

　　痛风分为原发性痛风和继发性痛风，其中原发性痛风占绝大多数。原发性痛风主要由先天性嘌呤代谢障碍引起，发病机制包括多基因遗传缺陷引起的肾小管尿酸分泌功能障碍及嘌呤代谢酶缺陷。继发性痛风的主要病因有糖原贮积症Ⅰ型等遗传性疾病、白血病等血液病、慢性肾病（肾小管分泌尿酸减少）、呋塞米等抑制尿酸排泄的药物等。痛风患者中尿酸生成过多者约占 10%，尿酸排泄减少者约占 90%。

　　痛风的临床自然病程可分为无症状期、急性关节炎期、间歇期和慢性关节炎期。一般仅在发生关节炎时才称为痛风。无症状期仅有血尿酸波动性或持续性增高。然而在血尿酸水平持续增高人群中，仅有 10% 左右会发展为痛风性关节炎。痛风通常以第一跖趾关节的急性疼痛（也称为痛风足）为首发症状，6～12 小时疼痛达到其最大强度，通常伴有红斑出现，这些临床表现高度提示痛风，关节滑液中尿酸盐晶体阳性可明确诊断。高尿酸血症在人群中很常见，通常由高嘌呤饮食、饮酒、使用利尿剂和肾尿酸清除功能降低共同作用导致。尿酸是一种嘌呤代谢的副产物，这解释了富含嘌呤的食物容易造成高尿酸血症的原因。痛风和痛风性关节炎的症状为尿酸盐结晶在关节液中沉淀所致，这种情况下，尿酸盐浓度超出其溶解度，从而析出产生沉淀。尿酸盐沉淀通过激活体液和细胞免疫引起剧烈的免疫反应，造成急性痛性关节炎。早期的痛风如果未进行治疗，通常在 3～10 天会自发性缓解。多数患者在初次发作后 1～2 年复发，随着病情的进展，发作次数逐渐增多，症状持续时间延长，无症状间歇期缩短甚至症状不能完全缓解，且受累关节逐渐增多。痛风的间歇期即急性滑膜炎发生的间隔期。当尿酸盐（痛风石）在关节软骨、滑膜、肌腱、软组织继续沉积时，就会导致慢性关节炎。当尿酸盐晶体在肾集合管沉积时，就会引起肾结石。原发性痛风患者中 10%～25% 会发生肾结石。随着血清尿酸浓度和肾脏尿酸排泄的增加，尿酸性肾结石发生的可能性增加。如果血清尿酸水平超过 13mg/dl 或肾尿酸排泄率超过 1100mg/24h，尿酸性肾结石的发病风险将超过 50%。

（三）治疗与预后

　　自从 20 世纪 60 年代以来就有报道指出，血清尿酸水平和大量心血管系统疾病具有一定相关性，如高血压、代谢综合征、冠心病、脑血管疾病、血管性痴呆等。但是，目前尚不知相关性有多强，也没有足够的数据支持对无症状性高尿酸血症者进行治疗来降低心血管疾病发病风险。重要的是，对患有痛风或高尿酸血症的患者，应当筛查上述心血管疾病。痛风与肥胖和代谢综合征也具有密切联系。通过调整生活方式治疗肥胖可以降低痛风的复发。节食、运动、适度饮酒可以降低体重指数、血压、三酰甘油含量和腰臀比，也能够降低痛风的复发风险。

　　在痛风的急性期，标准治疗包括及时使用非甾体抗炎药或秋水仙碱以镇痛和预防残疾。关节内注射糖皮质激素是最有效和方便的镇痛疗法。当非甾体抗炎药使用至发挥抗炎作用的足够剂量时，对约 90% 的患者是有效的，通常在 5～8 天症状和体征得到缓解、消失。口服糖皮质激素仅应用于多关节炎患者，因其存在较大不良反应。口服秋水仙碱对急性痛风性关节炎患者有效，特别是在症状出现后早期使用。它是一种能抑制白细胞活化和迁移的植物衍生物，如果在症状出现后的 24～48 小时给药效果最好。但是，它的使用受到其不良反应的限制。在一项研究中，秋水仙碱治疗组有 2/3 的痛风患者在 48

小时后好转，而安慰剂组仅有 1/3 的患者好转。然而，秋水仙碱治疗组的所有患者发生了呕吐或腹泻，出现症状的时间中位数为 24 小时，平均用药剂量为 6.7mg。也就是说，出现不良反应时，大部分患者痛风症状还未得到缓解。考虑到秋水仙碱的不良反应很大，因此仅对不能耐受非甾体抗炎药或既往使用秋水仙碱治疗成功的患者使用该药。

痛风性急性关节炎缓解后，要考虑痛风的长期治疗，主要为降低尿酸的药物。治疗的适应证包括每年两次或两次以上痛风发作、痛风石形成、X 线片示侵蚀性关节炎、尿酸性肾病。治疗的目的是将血清尿酸水平降低至 6.0mg/dl 以下，因为血清尿酸水平在该数值以下时能够降低痛风急性发作的频率。促进尿酸排泄的药物能够增加尿液中的尿酸排泄量，由此降低血清尿酸浓度。约 75% 的原发性痛风患者肾尿酸排泄量有较大幅度下降。然而，包括丙磺舒在内的促尿酸排泄药物都需要有充足的肾小球滤过率才能发挥作用。此外，对于服用丙磺舒的患者应避免使用剂量大于 81mg/d 的水杨酸类药物。黄嘌呤氧化酶抑制剂能够阻断尿酸合成的最后一步。别嘌醇可以通过减少尿酸盐的产生促进肾尿酸盐的排泄，从而有效地降低血清尿酸盐浓度。对于尿酸排泄量大（ > 800mg/24h ），存在任何类型的肾结石病史或肾功能不全的痛风患者都应该使用别嘌醇治疗。可以使用秋水仙碱或非甾体抗炎药以预防痛风的反复发作，尤其是在降低尿酸治疗开始之后。然而，尽管秋水仙碱和非甾体抗炎药能阻止急性炎症反应，但其不能减少尿酸盐在组织中的沉积。因此，不能仅使用秋水仙碱和非甾体抗炎药来预防痛风，可将其与降低尿酸药物联合使用。此外，如果痛风患者的 BMI 超过 25kg/m^2，应建议他们减肥并改变饮食习惯。这些改变包括减少热量摄入和限制饮酒。应当注意的是，饮用啤酒可以使痛风发作增加2.5 倍。

对于无症状高尿酸血症患者应以非药物治疗为主，包括减重、控制饮酒、低嘌呤饮食、一般不推荐使用降尿酸药物。这是因为，尽管高尿酸血症与痛风性急慢性关节炎、肾脏疾病密切相关，但尚无直接证据表明溶解于血液中的尿酸对人体有害，除非特别严重或急性血尿酸升高。对于高尿酸血症患者，经过饮食控制后血尿酸仍高于 9mg/dl，或存在家族史，伴发相关疾病的血尿酸高于 8mg/dl 的患者可进行降尿酸治疗。

痛风的诊断并不困难，预防和治疗有效，因此预后相对良好。如果及早诊断并进行规范治疗，大多数痛风患者可恢复正常工作和生活。慢性期病变经过治疗有一定的可逆性，皮下痛风石可缩小或消失，关节症状和功能可获改善，相关的肾脏病变也可减轻。患者起病年龄小、有阳性家族史、血尿酸显著升高、痛风频发，提示预后较差。伴发高血压、糖尿病或其他肾病者，肾功能不全的风险增加甚至危及生命。

（四）诊断与鉴别诊断

根据诱因、家族史、泌尿道尿酸结石史及典型的关节炎表现等，可考虑为痛风。以下检查可确定诊断：血尿酸升高（少数患者在急性痛风发作时可正常）；关节腔滑液旋光显微镜检查可发现白细胞内有双折光的针型尿酸盐结晶；痛风石活检或穿刺检查可证实为尿酸盐结晶。

关节腔滑液镜检或痛风石活检均为有创检查，在临床上应用较少。招飞体检面向的对象为没有明显急性病的青少年，几乎不可能遇到痛风急性关节炎发作的学员，因此没有必要进行上述检查。痛风病程中的无症状性高尿酸血症期和间歇期在招飞体检中具有一定意义，对这两个阶段的诊断主要依靠血尿酸检查和病史询问。

痛风的急性关节炎需要与风湿性关节炎、类风湿关节炎急性期、化脓性关节炎、创伤性关节炎等鉴别。慢性关节炎期需要与假性痛风相鉴别。一般结合病史及血尿酸检查等不难鉴别。

二、体检方法

（一）询问病史

对所有参加招飞体检的学员，均应询问既往是否有反复发作的急性关节炎、是否筛查出过高尿酸血症、是否确诊过痛风及进行过何种治疗。此外，还应询问是否有痛风家族史、是否有肥胖、是否经常大量饮酒、是否曾经患有肾结石等。当任一问题答案为"是"时，需进一步查血尿酸水平。

（二）血尿酸检测

血尿酸的检测以尿酸酶法应用最广。流行病学研究显示，成年男性血尿酸值为 3.5 ~ 7.0mg/dl（1mg/dl=59.45μmol/L），女性为 2.5 ~ 6.0mg/dl。在生理条件下，血液中至少 98% 的尿酸以钠盐的形式存在，血清中尿酸的最大饱和量约为 7mg/dl，超过此值即为高尿酸血症。由于血尿酸受多种因素影响而波动，故应反复测定。

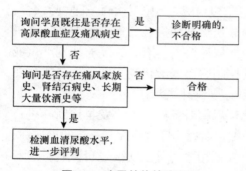

图 4-4　痛风的体检流程

（三）体检流程

痛风的发病率随着年龄的增长而增加，在青少年中发病率较低，因此不是内科检查的重点。但是，考虑痛风急性发作有可能造成失能，且反复发作会影响飞行员的服役年限，故仍有必要筛选出无症状高尿酸血症者予以淘汰，以及痛风高危人群尽早行生活方式干预。推荐采用如图 4-4 所示的体检流程。

三、航空医学考虑

痛风的急性发作会引起关节剧烈疼痛而导致丧失行动能力，疼痛引起注意力转移，也可能引起认知功能障碍。此外，随着血清尿酸水平增加和尿酸排泄增加，肾结石的风险会升高。长期的慢性痛风会导致侵蚀性关节畸形、尿酸性肾病或梗阻性肾脏病，造成失能。

在痛风的治疗方面，长期使用非甾体抗炎药会导致消化性溃疡和急、慢性肾功能不全。秋水仙碱在预防性剂量内可能导致腹泻，在静脉给药或治疗急性关节炎大剂量口服时通常会引起中、重度肠痉挛和呕吐。所有降低血尿酸的药物均有可能诱发急性痛风性关节炎发作，因为血清尿酸水平降低。多达 5% 的患者无法忍受别嘌醇的不良反应，包括头痛和胃肠道刺激等，更有甚者会发生更严重的不良反应，包括重度过敏反应和骨髓抑制。

综上所述，不论是痛风性关节炎本身，还是治疗痛风药物的不良反应，均会影响飞行安全。因此，在招飞时，应当尽量筛查出具有痛风高危因素的学员并行血清尿酸检测，对无症状性高尿酸血症者予以淘汰。对于具有痛风高危因素，但血清尿酸水平正常的学员应当重点进行生活方式干预教育，预防高尿酸血症及痛风的发生。对于现役飞行员，建议定期体格检查时检测血尿酸水平，及时发现无症状性高尿酸血症者并进行生活方式干预。

第5章

血液系统疾病

第一节 贫 血

一、概述

贫血是机体红细胞总量减少，不能对组织器官充分供氧的一种病理状态。凡单位体积循环血液中的血红蛋白水平、红细胞计数及血细胞比容低于可比人群正常值的下限即可认为有贫血存在。在评价贫血的实验室指标中，以"血红蛋白"最为常用和可靠。血红蛋白浓度受到很多因素影响，如年龄、性别和长期居住地的海拔等。因血红蛋白水平、红细胞计数及血细胞比容是浓度指标，故其测定值与血液稀释状态有关，凡是可以导致血浆量相对减少的情况如严重腹泻、大面积烧伤、长期限制液体摄入及糖尿病酸中毒等，均能造成上述指标的相对升高。相反，引起血液稀释的病理情况如充血性心力衰竭及急性肾炎等，均可造成上述指标相对降低。因此，在出现贫血时，应对各项因素加以全面考虑。

（一）流行病学特点

贫血是影响世界人口的一个常见问题，尤其是在发展中国家。2001 年 WHO 的资料显示：目前全世界贫血人数超过 20 亿，占世界人口的 30%，其中约有 50% 的贫血患者是由于铁缺乏而导致的。其他较少见的病因包括血红蛋白病、红细胞膜缺陷和维生素 B_{12}、叶酸吸收障碍等。在美国，2006 年于门诊就诊的患者中，约 550 万的患者第一诊断是贫血。中国居民营养与健康状况调查的数据显示，2002 年中国居民贫血患病率为 20.1%，男性为 15.8%，女性为 23.3%；城市居民贫血患病率为 18.2%（男性为 13.4%，女性为 21.5%），农村居民贫血患病率为 20.8%（男性为 16.7%，女性为 24.0%）。国家卫计委编写的《中国居民营养与慢性病状况报告（2015 年）》指出，我国 6 岁及以上居民贫血率为 9.7%，比 2002 年下降了 10.4 个百分点。

（二）病因与发病机制

贫血是继发于多种疾病的一种临床表现，其发病机制可概括为红细胞生成不足或减少、红细胞破坏过多和失血三大类。

1. 红细胞生成不足或减少　红细胞生成起源于多能造血干细胞。红细胞生成减少的常见原因和机制：①骨髓衰竭，包括造血干细胞数量减少或质量缺陷，如再生障碍性贫血及范科尼贫血。②无效造血，如骨髓增生异常综合征。③骨髓受抑，肿瘤放疗或化疗时造成造血干细胞和祖细胞的损伤。④骨髓浸润，骨髓受到侵犯如血液恶性肿瘤、肿瘤骨髓转移、骨髓纤维化或硬化可直接造成骨髓有效造血组织的减少。⑤造血刺激因子减少，慢性肾衰竭时，肾合成红细胞生成素减少。⑥造血微环境异常，对造血微环境在贫血发病中的确切意义目前所知甚少，但有证据表明在某些贫血如再生障碍性贫血的发病中有一定的作用。⑦造血物质缺乏，叶酸和（或）维生素 B_{12} 缺乏导致细胞 DNA 合成障碍，引起巨幼细胞贫血；铁是合成血红蛋白的重要物质，铁缺乏可造成缺铁性贫血。

红细胞生成不足引起的贫血中较常见的为缺铁性贫血和巨幼细胞贫血。缺铁性贫血是最常见的贫血，其发病率在 10 ～ 17 岁的青少年中为 9.8%，主要原因为偏食引起长期饮食缺铁。此外，进食乳类、浓茶可抑制铁的吸收，而鱼、肉类、维生素 C 能够促进铁的吸收。对于巨幼细胞贫血，在我国主要见于陕西、山西、河南等地进食新鲜蔬菜、肉类较少的人群，易造成叶酸缺乏。食物加工不当，如烹调时间过长、温度过高等，也会破坏叶酸。同时，青少年时期叶酸需要量增加，也容易引起相对性缺乏。

2. 红细胞破坏过多　此类贫血的共同特点是红细胞寿命缩短，称为溶血性贫血。①红细胞内在缺陷：红细胞基本结构包括细胞膜、代谢酶类和血红蛋白异常或缺陷均可造成其寿命缩短，如遗传性球形红细胞增多症、阵发性睡眠性血红蛋白尿症、葡萄糖 -6- 磷酸脱氢酶缺乏症、珠蛋白生成障碍性贫血、异常血红蛋白病等；②红细胞外因素：包括物理、化学、药物、代谢毒物、生物毒素、感染等非免疫性和免疫性因素引起的红细胞破坏，如自身免疫性溶血性贫血、药物相关抗体溶血性贫血、脾功能亢进等。其中，较常见的为红细胞葡萄糖 -6- 磷酸脱氢酶缺乏症，在全球估计有 2 亿多人患有此病，以土耳其东南部的犹太人发病率最高（58.2%）。我国广西某些地区（15.7%）、海南岛黎族（13.7%）和云南省傣族多见，淮河以北较少。其中，一部分葡萄糖 -6- 磷酸脱氢酶缺乏症在广东、四川、广西、湖南、江西等省份的农村多见，食用新鲜蚕豆后发生急性溶血。还有一部分为药物诱发的溶血性贫血，在服药（磺胺类，解热镇痛抗炎药如阿司匹林、氯霉素等）或接触樟脑丸后 1 ～ 3 天出现急性溶血表现。

在溶血性贫血中，镰状细胞贫血、珠蛋白生成障碍性贫血、葡萄糖 -6- 磷酸脱氢酶缺乏症等均为遗传性疾病，因此应注意询问病史，包括贫血家族史、既往是否出现过贫血症状、是否确诊过贫血及在食用蚕豆、接触药物后是否出现过溶血等。

3. 失血　包括急性失血和慢性失血。急性失血主要造成血流动力学的变化，而慢性失血才是贫血最常见的原因，如育龄期女性月经失血、痔出血、消化性溃疡、消化道肿瘤等。

（三）诊断与鉴别诊断

我国贫血的诊断标准：成年男性血红蛋白＜ 120g/L，红细胞＜ 4.5×10¹²/L 及血细胞比容＜ 0.42；成年女性血红蛋白＜ 110g/L，红细胞＜ 4.0×10¹²/L，血细胞比容＜ 0.37。

贫血的鉴别诊断首先应排除血液稀释引起的假性贫血，如充血性心力衰竭、急性肾炎等，但参加招飞的学员一般无明显不适主诉，基本可以排除这种情况。其次需要对贫血的潜在病因进行鉴别诊断。如果贫血伴有其他指标异常，如血小板计数降低、白细胞计数异常，则考虑并非单纯贫血。在血常规检查中，一般会进行细胞计量学分类，利用红细胞平均体积（MCV）、红细胞平均血红蛋白含量（MCH）和红细胞平均血红蛋白浓度（MCHC）对贫血进行分类，详见表 5-1。

表 5-1　贫血的分类

类型	MCV（fl）	MCH（pg）	MCHC（％）
大细胞性贫血	＞ 100	＞ 32	31～35
正常细胞性贫血	80～100	26～32	31～35
单纯小细胞性贫血	＜ 80	＜ 26	31～35
小细胞低色素性贫血	＜ 80	＜ 26	＜ 26

利用红细胞的上述参数可以初步推断贫血的原因。其中，大细胞性贫血多见于巨幼细胞贫血，正常细胞性贫血见于再生障碍性贫血、急性失血，单纯小细胞性贫血见于珠蛋白生成障碍性贫血，小细胞低色素性贫血多见于缺铁性贫血、慢性病性贫血。因此，在招飞体检过程中，对于贫血的学员，可以参考 MCV、MCH 和 MCHC 的数值初步推断贫血的原因。但是为了明确具体病因，还需要做进一步的检查，如血清铁测定、骨髓铁染色、血清叶酸检测等。

二、体检方法

（一）血常规检查

抽取静脉血，使用自动血细胞分析仪进行检测，可以得到血红蛋白含量、红细胞计数、血细胞比容、红细胞平均体积、红细胞平均血红蛋白含量和红细胞平均血红蛋白浓度等参数。必要时可以制作外周血涂片于显微镜下进行观察。

（二）病史采集

对于参加招飞体检的所有学员，都应当询问是否具有贫血家族史，考虑到一些遗传性贫血的可能要加以淘汰；还应当询问是否存在挑食、偏食，是否有忌口，是否食用蚕豆后出现溶血，以排除葡萄糖 -6- 磷酸脱氢酶缺乏症病史。此外，对于存在贫血的学员，还应询问是否存在疲劳、气短、头晕等症状及运动能力如何，以明确贫血对其日常生活的影响；还应询问是否有不吃肉类或不吃新鲜蔬菜、经常饮浓茶等饮食习惯。

（三）体格检查

对于所有参加招飞体检的学员，都应当进行粗略的贫血相关体格检查，以发现贫血相关体征。例如，观察学员有无皮肤黏膜苍白，有无眼睑、指甲、口唇等部位颜色苍白。

（四）体检流程

在招飞体检过程中，对于贫血的体检，建议采用如图 5-1 所示的流程。

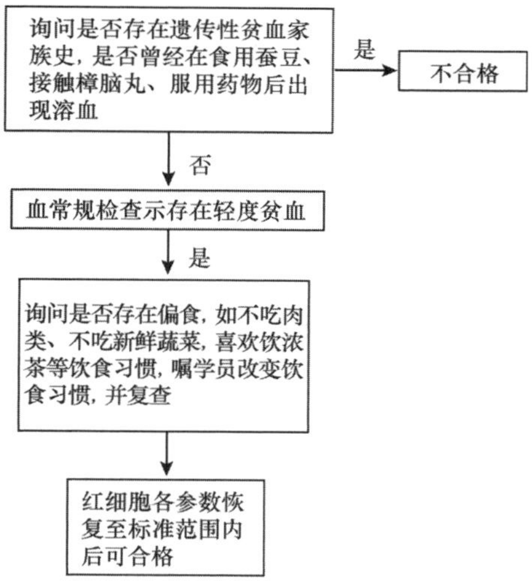

图 5-1 贫血的体检流程

三、航空医学考虑

不论是何种原因产生的贫血，都会减少组织氧合并损害器官功能，可以表现为疲劳、全身乏力、耐力降低、头晕、胸痛和对 +Gz 的耐受能力降低。体力活动和缺氧会进一步降低器官功能并减弱机体对贫血的代偿能力。在年轻患者中，血红蛋白小于 70g/L 或 80g/L 时才会出现贫血症状。相对年老患者的血红蛋白水平在 90 ～ 110g/L 时便会出现症状。伴有慢性疾病或缓慢失血的患者可能血红蛋白降低到 50 ～ 60g/L 时还未出现贫血症状，因为机体存在代偿和适应。这些临床观察到的现象基于居住在海拔较低的地域、没有极端的职业暴露的患者。对于急性失血的患者，不论其血红蛋白基础值是多少，都会出现显著的贫血症状，尤其是伴随血容量丢失时。在不影响心血管功能的情况下，一个人最多能够承受 20% 的急性失血量。若丢失血液过多，会产生贫血症状。

如前所述，贫血的原因包括红细胞生成不足或减少、红细胞破坏过多和失血。在引起贫血的各种原因中，大部分原因引起的贫血无法治愈，且预后不佳，招飞时应当淘汰。失血则要考虑具体的原因，结合原发病情况判定是否合格。但是缺铁性贫血、叶酸和（或）维生素 B_{12} 缺乏引起的巨幼细胞贫血因为病因明确且疾病可逆，招飞时有可能合格。应注意的是，缺铁性贫血的原因除了铁摄入减少、青少年时期需求增加外，也有很大比例是因为慢性失血。存在慢性失血者，应当结合失血的具体原因进行判定。而对于叶酸和（或）维生素 B_{12} 缺乏引起的巨幼细胞贫血，除了考虑饮食中叶酸、维生素 B_{12} 的缺乏外，也应当注意吸收不良、细胞利用障碍等病理性因素，如内因子缺乏、小肠疾病、维生素 B_{12} 运输蛋白异常等，存在这些因素者预后不良，应当淘汰。

因一些溶血性疾病为遗传性疾病，应当注意询问贫血家族史，以及学员过去是否存在贫血，是否食用蚕豆后出现溶血等。我军招飞标准规定，"贫血及其病史不合格，营养因素所致的轻度贫血，血红蛋白为 110g/L、红细胞计数为 3.5×10^{12}/L 以上时合格"。在招飞体检时对于贫血的学员，如果程度较重应直接淘汰；对于贫血程度较轻者，在招飞复选时应询问是否存在偏食，如不吃肉类、蔬菜等饮食习惯，并嘱其改变饮食习惯，定选时再进行血常规复查，红细胞各项指标恢复至标准范围之内后合格。

第二节 过敏性紫癜

一、概述

过敏性紫癜（Henoch-Schönlein purpura，HSP）是一种常见的血管变态反应性疾病，因机体对某些致敏物质产生变态反应，引起毛细血管脆性及通透性增加，造成皮肤、黏膜及某些器官出血，以非血小板减少性皮肤紫癜、腹痛、关节炎、肾炎为临床特征。

（一）流行病学特点

过敏性紫癜主要见于儿童和青少年。国外统计显示，过敏性紫癜在儿童的发病率为 13.5/10 万～ 18.0/10 万，是儿童中发病率最高的血管炎。我国台湾省的年发病率为 12.9/10 万，大陆尚无大规模流行病学调查显示发病率的情况。据报道过敏性紫癜最小病例的年龄为 6 个月，但该病多见于 2 ～ 6 岁儿童，75% 的患者小于 8 岁，90% 的患者小于 10 岁。秋冬季节发病多见。有报道称男女发病率之比约为 1.2 ： 1，黑种人发病率较白种人和黄种人稍低。

过敏性紫癜也有成人患病及飞行人员患病的散在报道，但无流行病学研究对其发病率进行统计。

（二）病因与发病机制

迄今为止，过敏性紫癜的病因及发病机制仍未完全阐明，病因可能涉及感染、免疫紊乱、遗传等因素。感染（细菌、病毒、寄生虫等）、食物（牛奶、鸡蛋、鱼虾等）、药物（抗生素类、磺胺类、解热镇痛药等）、花粉、虫咬及预防接种等均可作为致敏因素，使敏感体质者机体产生变态反应，进而引起血管壁炎症反应。上呼吸道感染常常是过敏性紫癜发生的触发因素，以 A 组乙型溶血性链球菌所致的上呼吸道感染最为常见，幽门螺杆菌、金黄色葡萄球菌、副流感、微小病毒 B19 等也可能导致过敏性紫癜。有文献报道，某些疫苗接种，如流感疫苗、乙肝疫苗、狂犬疫苗、流脑疫苗等也可能诱发过敏性紫癜，但尚需可靠的研究证据进行论证。然而，除了少数患者与食物过敏、虫咬、药物等有直接联系外，大多数病例查不出所接触的具体过敏原。

过敏性紫癜的发病机制以 IgA 介导的体液免疫异常为主。IgA1 沉积于小血管壁引起的自身炎症反应和组织损伤在过敏性紫癜的发病中起重要作用。IgA1 糖基化异常及 IgA1 分子清除障碍在过敏性紫癜的肾脏损害中起着关键作用，大分子的 IgA1-IgG 循环免疫复合物沉积于肾脏可能是导致紫癜性肾炎的重要发病机制。T 细胞功能改变、细胞因子和炎症介质的参与、凝血与纤溶机制紊乱、易感基因等因素在过敏性紫癜发病中也起到一定作用。

多数患者发病前 1 ～ 3 周有上呼吸道感染史，随之出现典型的临床表现，临床症状及体征包括皮肤紫癜、消化道症状（腹型或 Henoch 型）、肾脏表现和关节症状（关节型或 Schonlein 型）等。皮肤紫癜是过敏性紫癜的主要表现，皮疹通常高出皮肤，大小不等，呈深红色，压之不褪色，可融合成片，一般 1 ～ 2 周消退，紫癜累及的部位以四肢远端和臀部多见，躯干部少见，在膝关节、踝关节和肘关节周围皮肤紫癜最为密集，紫癜性皮损常呈对称性分布，分批出现。消化道症状发生率为 50% ～ 75%，可在特征性的紫癜出现以前发生，更多的是在皮疹出现后 1 周内出现，最常见的症状为腹痛，表现为阵发性脐周绞痛，部位可波及腹部任何部位，伴压痛，反跳痛少见。腹痛的程度可类似于任何急腹症，同时伴有呕吐，约 50% 的患者大便隐血试验阳性，偶尔有大量出血、肠梗阻及肠穿孔。肠套叠是少见但却很严重的并发症，发生率为 1% ～ 5%。肾脏损害发生率为 20% ～ 60%，主要表现为蛋白尿和血尿，在年幼的儿童，肾损害基本上是一过性的，但 10% ～ 20% 的青少年或成人可出现进行性的肾功能损害，少数病例可演变为肾病综合征和慢性肾炎。关节症状见于约 82% 的患者，以单个关节为主，表现为关节及关节周围肿胀、疼痛，膝关节、踝关节最常受累，腕关节、肘关节亦可累及。关节炎症状多为一过性，多在数天内消失而不遗留关节畸形。

（三）治疗与预后

过敏性紫癜的治疗首先要去除致病因素，包括防治上呼吸道感染、清除局部病灶、避免摄入可能致敏的食物或药物。对于具有急性症状和影响预后的因素，如急性关节痛、腹痛、肾损害等患者，需要进行对症治疗，如抑酸、解痉等，必要时可以使用糖皮质激素和免疫抑制剂。

多数过敏性紫癜为自限性，但约 1/3 的患者病程呈反复发作，复发间隔时间数周至数月不等。过敏性紫癜者预后主要与消化道症状及肾脏损伤有关。有研究发现，过敏性紫癜患者中，有腹痛表现者和使用过糖皮质激素者具有较高的功能性胃肠病发病率。过敏性紫癜患者总体发生终末期肾病的风险小于 2%。以孤立性血尿或蛋白尿为早期发病表现的患者中发生长期肾损伤的比例为 1.6%，以肾炎或肾病综合征为早期发病表现的患者中发生长期肾损伤的比例为 19.5%，以肾炎及肾病综合征混合型为早期发病表现的患者中发生长期肾损伤的比例为 45% ～ 50%。此外，幼年时患过敏性紫癜的女性在妊娠时易发生高血压、蛋白尿和子痫。

（四）诊断与鉴别诊断

1990 年美国风湿病学会制订的过敏性紫癜诊断标准为：①可触性紫癜；②发病年龄 ≤ 20 岁；③急性腹痛；④组织切片显示小动脉和小静脉壁有中性粒细胞浸润。符合以上两条或以上者可诊断为过敏性紫癜，该标准的诊断敏感度和特异性度均为 87%。

过敏性紫癜需要与特发性血小板减少性紫癜、风湿性关节炎、系统性红斑狼疮、肾小球肾炎、IgA 肾病等疾病相鉴别；腹部症状明显者还需与外科急腹症进行鉴别。

二、体检方法

在招飞体检过程中，很少遇到当前患有过敏性紫癜的学员，因此询问病史具有重要意义。在询问病史时，应仔细询问学员既往是否皮肤出现过紫癜，是否同时有腹痛、血尿、关节疼痛等，是否于医院就诊治疗，是否诊断明确等。诊断明确者过敏性紫癜应当予以淘汰。同时，也应询问学员是否有过敏史及是否具有过敏性紫癜家族史。

三、航空医学考虑

在过敏性紫癜的各亚型中，单纯皮肤紫癜不会引起突然的能力丧失，不会对飞行产生影响。然而，因皮疹常呈深红色，比较密集，容易出现在四肢远端，所以会影响军容；此外，皮肤紫癜发病时需要卧床休息，避免剧烈运动，这会影响军事训练。腹型会产生腹痛，症状类似急腹症，疼痛剧烈时可能引起突然失能，严重危及飞行安全。肾型有可能造成进行性肾功能损害，甚至有可能发展为肾病综合征和肾功能不全，缩短飞行生涯。关节症状则会影响正常生活及军事训练。所以，对于患有过敏性紫癜的学员应当淘汰。过敏性紫癜患者一般具有敏感体质，对一些食物、药物、花粉、虫咬等容易产生变态反应，可能影响集体生活和户外活动；过敏性紫癜约 1/3 的患者呈反复发作趋势。因此，对既往有过敏性紫癜病史的学员应当慎重对待。

第6章

泌尿系统异常：肾下垂

一、概述

（一）流行病学特点

肾下垂（nephroptosis）是指肾随呼吸活动或体位改变所移动的位置超出正常范围，一般以肾下移超过5cm或2个椎体为标准。少数患者肾蒂松弛，肾能在腹腔大范围移动甚至降至盆腔或对侧腹部，此种肾下垂又称游走肾（floating kidney）。该病多见于20～40岁消瘦的女性，人群中女性患病率可高达20%，男性患病率约为女性的1/10。个体中右侧肾下垂多见，约占70%，双侧同时受累者约占20%，只有左肾下垂者约占10%。这可能与右肾窝较左侧浅、呼吸运动中右肾上方被肝脏推挤有关。

（二）临床表现

80%以上的肾下垂患者无症状，20%的患者可有不同程度不适，其临床症状主要可分为三类：①泌尿系统症状，腰部酸痛占92%，患者为体位性腰痛，久站或行走后加重，仰卧后缓解，典型的Dietl危象少见，系肾蒂突然受到牵拉及输尿管急性梗阻引起，表现为急性肾绞痛，伴有恶心、呕吐、虚脱、心率加快，可伴有血尿。患者中50%以上可伴有慢性尿路感染；少数患者可能因为牵拉肾血管引起肾血流减少而出现高血压，但并没有研究提示肾下垂患者出现高血压的可能性高于无下垂者。肾移动幅度大时，因肾受挤压可发生镜下血尿；因输尿管扭曲导致肾积水或上尿路感染，可出现尿频、尿急等膀胱刺激征。②消化系统症状，由于肾脏活动时对腹腔神经丛的牵拉常会导致消化道症状，多为腹胀、恶心等。③神经症状，部分患者可伴有失眠、眩晕等不适。

（三）诊断与鉴别诊断

根据病史和临床表现，以及体检中触及肾脏可以明确诊断，平卧、立位时分别行超声检查、静脉尿路造影平卧及立位摄片，了解肾盂与椎体的位置均有助于诊断。一般肾下垂可分为三度：下降至第 3 腰椎水平为Ⅰ度；降至第 4 腰椎水平为Ⅱ度；降至第 5 腰椎或以下者为Ⅲ度。

肾下垂需与异位肾相鉴别：①先天性异位肾，多位于盆腔或下腹部，位置固定，平卧后肾不能复位；②肾上极或肾外肿瘤推挤肾脏下移。

（四）治疗

偶然发现的肾下垂，症状不明显者，一般不需要治疗。有腰痛、血尿者，应加强腹肌锻炼，增强营养，强壮身体，使用紧束弹性宽腰带或肾托。如症状较重，平卧无好转，并有肾积水感染，可考虑行肾固定术（nephropexy），但决定手术需慎重。关于肾固定术治疗肾下垂，有一段曲折的故事，在 19 世纪末至 20 世纪初，泌尿外科医师表现出对肾固定术空前的热情，并设计了多种手术方式，也导致了手术指征过于宽泛。到 20 世纪中期，人们逐渐认识到，这种治疗似乎并没有什么作用，同时限于当时参差不齐的手术条件，因为手术而出现的感染及其他并发症亦时有发生，以至于后来人们认为肾下垂最严重的不良影响就是肾固定术，随着这种意识的出现，肾固定术开始锐减。1984 年，Lancet 发文评价肾固定术，认为其是一种"对想象出来的疾病的无效治疗"，并认为其毫无益处。在 20 世纪的后 20 年，肾固定术几乎销声匿迹，对于急诊腹痛患者的鉴别诊断中也不再有 Dietl 危象。不过对于那些症状表现严重者，如由于肾下垂导致的肾积水，肾固定术后症状确实能得到改善，但这种手术报道已经非常少见。进入 21 世纪，由于腔镜外科的兴起，肾固定术又有了新的气象，不同的泌尿外科医师根据自己的理解与擅长的技术，各种术式又被重新设计，这种现象在我国仍然相当普遍，然而在腔镜外科大背景下，肾固定术治疗肾下垂的必要性仍值得商讨，手术指征的严格把握及手术方式的规范化标准都需要外科医师进一步努力去推动。

二、体检方法

卧位及立位的肾脏触诊是本病主要的体检方法，一般用双手触诊法。卧位触诊时，嘱患者两腿屈曲并做较深腹式呼吸，体检医师立于学员右侧，以左掌托起其右腰部，右手掌平放在右上腹部，手指方向大致平行于右肋缘进行深部触诊，于患者吸气时双手夹触肾脏。如触到光滑钝圆的脏器，可能为肾下极，如能在双手间握住更大部分，则能感知其蚕豆状外形，此时学员可有酸痛或类似恶心不适感，并根据触及结果评价肾下垂范围。触诊左肾时，左手越过患者腹前方，从后面托起左腰部，右手掌横置于患者左上腹部，依前法触诊左肾。当患者腹壁较厚或配合动作不协调，以致右手难以压向后腹壁时，可采用下法触诊：患者吸气时，用左手向前冲击后腰部，如肾下移至两手之间时，则右手有被顶推的感觉；与此相反，也可用右手指向左手方向做冲击动作，左手也可有同样的感觉而触及肾脏。卧位未触及时，还可让患者站立床旁，医师于患者侧面用两手前后联合触诊。一般来说，肾下垂患者立位触诊更容易触及肾脏。在体检中肋下触及肾脏者还需要进行卧立位腹部超声检查，明确肾脏移位程度。此外，还需要结合是否存在运动后腰酸、腰痛、腹痛、反复泌尿系统感染等病史综合评定。

三、航空医学考虑

航空环境下的加速度及振动环境可能是肾下垂患者需要顾虑的问题。尽管并没有航空环境下肾下垂患者出现 Dietl 危象的报道，但并不排除这种可能，我国曾报道 5 例空降兵伞降训练过程中出现 Dietl 危象。另外，长期的振动环境可能加剧肾下垂范围。无症状的肾下垂本身对飞行人员无明显影响，国内外文献中也未提及肾下垂对飞行生涯的影响，美军招飞标准仅规定症状性肾下垂不合格。合并有腰痛、血尿、肾积水等表现的肾下垂显然会对飞行人员造成一定的负面影响，因此在飞行人员医学选拔过程中应予以淘汰。对于无症状的肾下垂患者，则需要结合病史和卧立位 B 超检查进行综合评定。

第 7 章

神经系统疾病概论

在航空活动中，高空缺氧、低气压、加速度、噪声和振动等复杂的航空环境会对神经系统产生很大的影响。此外，由于飞行员工作紧张、负荷大、生活不规律，战斗和超低空飞行状态下危险性大，飞行员神经精神疾病的发病率高，因此健全的神经功能和正常的精神状态是完成飞行任务的基本保障。癫痫、原因不明的意识丧失、伴发严重神经功能缺损的卒中等神经精神障碍可能会导致空中失能，严重危及飞行安全。而另一些情况下，如不常发生或完全控制的偏头痛、诱因明确且可预防的晕厥、轻度的颅脑外伤且不伴有明显后遗症等并不会对飞行任务造成严重影响。还有一些疾病，如特发性震颤、帕金森病等，在疾病的早期症状较轻，对生活及活动影响不大甚至难以察觉，但随着疾病缓慢进展，将来很可能会严重影响飞行活动。

目前空军飞行学员医学选拔分为初检、复检、定选三个阶段。其中，只有复检和定选两个阶段涉及神经科检查。在复检中，荣玉玺等对 2001 ～ 2005 年 5 省、市参加招飞的普通高中毕业生进行了分析，神经精神因素的淘汰率为 10.4%。颜世臣等对 1999 ～ 2007 年济空招飞体检统计发现，神经精神疾病的淘汰率为 10.1%。

另外，飞行员的神经精神疾病发病率高，近年来已成为停飞的首要原因。在 1970 ～ 1999 年某部飞行员医学停飞的疾病谱中，神经精神疾病的发病率呈逐年上升的趋势，后十余年其已经成为导致停飞比例最大的疾病，占 41.1%。对空军总医院 1965 ～ 2004 年 300 名歼击机飞行员 324 例次飞行不合格的疾病进行统计发现，神经精神疾病占 42.59%，在所有疾病中居第 1 位。2003 ～ 2012 年经空军总医院鉴定的飞行员停飞疾病中，因神经精神疾病而停飞的人数占了所有停飞人数的 35.89%。飞行员因神经精神因素停飞的比率高固然与飞行员训练强度大、精神紧张、神经精神疾病高发等因素有关，但也反映了神经精神检查在飞行学员医学选拔中的重要性。

一、神经精神科在飞行学员医学选拔中的重要性

在航空活动中，复杂的航空环境、紧张的工作状态都会对飞行员的神经系统产生影响，导致一系列的心理、生理变化。

（一）飞行环境

1. 高空缺氧　海拔越高氧气越稀薄，3000m 以下的高度为无症状区，可发生轻度缺氧；3000 ~ 5000m 为代偿期，可发生中度缺氧；5000 ~ 7000m 为不完全代偿区，可发生中度缺氧；7000m 以上为危险区。人体在缺氧的状态下可出现功能障碍而影响飞行操作，重度缺氧可出现意识障碍甚至危及生命。虽然目前的飞机多为增压密封舱，但在高空飞行时舱内仍处于轻度缺氧的环境，长期在此环境中可增加飞行员心脑血管等疾病的风险，若高空中密封舱发生故障，飞行员可能会发生急性缺氧，丧失飞行能力，并出现意识障碍和其他神经症状，严重危及飞行安全。

2. 加速度　飞行员在飞行过程中受到的加速度甚至能达到 10Gz，过荷的加速度会使人体的血液重新分布，在受到正向的加速度时，血液向下肢分布，脑血流量减少，可出现灰视、黑视，甚至意识丧失，严重危及飞行安全。负向的加速度可引起红视，同样影响飞行安全。

3. 噪声和振动　长时间暴露在强噪声和振动的环境下，容易出现头痛、头晕、疲乏、注意力不集中、烦躁等神经衰弱的表现。

4. 眩光　由于飞行方向和位置的快速改变，以及直升机螺旋桨的快速转动，产生的眩光容易诱发癫痫发作。

5. 低气压　飞机在高空若出现增压密封舱故障失密，舱内气压急速下降，可导致飞行员出现高空减压病。

6. 其他因素　高温、有毒有害气体、电离辐射等均会不同程度地影响飞行员的神经系统功能及健康。

（二）飞行器及飞行任务

随着科学技术的发展，飞行器的设计和制造也更先进，趋于高速、稳定、舒适和高度计算机化，同时现在战争也趋于精准化、信息化，对作战人员的心理素质、稳定的情绪、敏捷的反应速度、准确的判断、良好的协同作战能力都有了更高的要求。

飞行员工作强度大，任务繁重，暴露的负荷多，应激强，生活不规律，战斗情况下或超低空飞行时危险性大，因此其常处于精神高度紧张的状态，容易产生疲乏或疲劳状态，睡眠节律失调、失眠，情绪不稳定，自主神经紊乱，甚至出现焦虑、抑郁等精神疾病。

二、飞行工作对神经系统的基本要求

正常的精神活动和健全的神经功能是完成飞行任务的保障，否则会直接影响对飞机正常、有效的操纵，危及飞行安全。在停飞的疾病谱中，我国空军因神经精神疾病停飞占医学停飞的 25.1%，民航为 15.9%，美国为 28.3%，德国为 44.3%，法国为 29.15%，均位于医学停飞的前位。美国联邦航空管理局（FAA）认定的 10 种飞行不合格的病症中，神经精神疾病就占了 6 种，分别为酗酒、药物成瘾、癫痫、无法解释的意识丧失、反复发作的人格异常、精神病。

为使飞行人员更好地适应飞行工作，完成飞行任务，在进行航空医学鉴定时，应明确飞行工作对飞行人员的基本要求，也要充分考虑各种因素对神经系统的影响，保障飞行人员的身心健康和飞行安全。

1. 精神状态正常，有良好的飞行心理品质和较强的应激能力　能随时对复杂、变化的情况做出快速准确的判断，具有做出决定并付诸实施的能力。

2. 无突然发作的失能性疾病，如癫痫、复发性晕厥等　这类疾病的发作难以预测且复杂的航空环境下通常更容易诱发，若在飞行中发生会造成严重的飞行事故。

3. 自主神经功能稳定　在缺氧和加速度负荷的状态下，机体的代偿功能与神经系统和心血管系统的功能密切相关，而后者又受到自主神经的支配和调节，所以自主神经功能不稳定者可能会难以耐受这些负荷。

4. 无妨碍飞行工作的疾病和缺陷　例如，频发的头痛、周围神经病变、肌病等可一定程度影响飞行操作甚至一般活动，在飞行学员选拔时，一定要仔细检查，准确评估。

三、病史采集

（一）病史采集的内容

病史在神经精神科体检中占有重要位置，应详细搜集。其主要内容包括神经精神系统现病史、既往史和有遗传倾向疾病的家族史，以及与个性特征和精神活动有关的内容。病史采集应单个进行，不得集体询问或填写问卷。病史采集包括病史询问及病史调查，必要时进行家访。病史询问采用自由交谈的方式，注意方法、技巧，用肯定式语气间接式提问，由远及近，逐步诱导，语言通俗，抓住重点，发现问题，及时弄清。

通常从以下方面询问：家庭成员情况，个人生长、发育情况，学习、生活情况，个性特征，既往病史。

既往病史包括：①神经症及神经症倾向；②晕厥及晕厥前状态史；③癫痫、昏迷、抽搐史；④脑、脊髓及周围神经外伤史；⑤神经病史；⑥精神病史；⑦自主神经疾病和肌病史；⑧遗尿史；⑨梦游史；⑩遗传及遗传倾向疾病家族史。

（二）精神检查

精神检查主要是通过与受检者面对面的交谈、病史询问和观察其行为表现，以了解和判定其精神状态是否正常。精神检查应包括一般表现（仪态、接触、注意力）、情感（注意观察面部表情及其对外界事物的反应）、言语及思维（言语的表达，思维联想及思维逻辑性、思维内容）、定向、记忆、计算能力及意志等。

（三）几种病征的判定

1. 神经症倾向　系具有某些大脑皮质功能轻微减弱的表现，虽未构成神经症的诊断，但有可能进一步发展成为神经症者。主要表现为当环境改变或稍受刺激时，易出现情绪波动、入睡缓慢、多梦、易醒、头痛、头晕、心悸、多汗、食欲减退、手指震颤等症状。反射检查反应活跃。

2. 晕厥前状态　系晕厥发生前期，意识尚清楚时出现的头晕、目眩、黑视、心悸、出冷汗、面色苍白、恶心、呕吐、四肢无力、脉快、血压下降等症状和体征。由于及时改变体位可不发生意识丧失。

3. 自主神经功能不稳定　系大脑皮质对自主神经调节功能减弱或自主神经功能失调。由于自主神经功能失调，出现内脏、腺体等调节障碍的一些症状与体征。主要表现为皮肤划痕症（又称人工荨麻疹）、手足发绀、皮肤大理石斑纹、手足多汗、手指眼睑震颤等。但仅有上述一两项轻微体征者，在青少年时期多属正常现象，不能诊断为自主神经功能不稳定。

4. 明显遗传倾向疾病家族史　精神分裂症、情感性精神障碍、进行性肌营养不良等病的Ⅰ、Ⅱ级亲属，原发性癫痫的Ⅰ级亲属。

5. 口吃　表现为说话不流利，语流中断，字音延长或重复，常伴有情绪紧张，面部或肢体过度动作，如挤眉弄眼、张口、点头及手势等。可有向口吃者学舌史。平时无口吃，由于精神紧张而出现个别字重复或边思考边回答问题时字音延长，不能视为口吃。说普通话不流利，说当地话正常属合格。

（四）询问病史的方法技巧

1. 运用心理学和正面宣传教育　病史看不见、摸不着，全靠问诊。病史的检出率不仅靠医师详细询问，还需要受检者真诚配合。由于报名应招的学生都有想当飞行员的迫切愿望，对医师的询问存有戒心，有意回避病史。针对这一特点，首先需进行正面宣传教育。例如，讲明神经系统对飞行的重要性及与飞行安全的关系，还可以直接讲明隐瞒病史对自身飞行安全及国家都不利等，使受检学生端正态度，尽可能解除不敢向医师如实叙述真实病史的心理，正确配合询问，主动提供病史材料。还可以根据受检学生心理特点，与其讲明神经科和其他科完全不同，主要是通过对话交谈来考察神经系统的功能，如对往事的记忆能力、身体的灵敏协调等，而不是只凭过去患过什么病就不合格，这样也可减少受检学生对病史询问的回避。

2. 运用启发诱导，避免开门见山　正因为受检者都怕不能顺利"过关"，通常不愿主动叙述阳性病史，故询问中尽量避免开门见山。可采取拉家常的方式了解其家庭、爱好、特长等，以消除其紧张情绪及戒心，取得其信任。再进一步启发、诱导受检学生讲出病史过程。例如，询问昏迷史时，若直接问"你昏迷过吗？"往往得到的回答是"没有"二字。这样即使再继续问下去，也很难得到肯定的回答。如以聊天式询问，先问一问小时候是否调皮，是否常爬墙、上树，是否爱冒险等，一步步诱导启发，逐渐接近"实质"性问题。询问共受过几次伤，是从高处摔下，还是头被砸伤，再进一步询问当时是否有意识不清。在聊天的过程中，受检学生尚未意识到是在询问昏迷史的情况下无意中叙述了受伤、昏迷的全过程，取得真实病史材料。

3. 把握问诊技巧，提高询问艺术　病史询问除避免开门见山外，还要注意询问的方法、技巧，提高问诊的艺术性，才能更容易得到所要的病史材料。尽量不用疑问式或否定式口气询问。例如，当问及头部外伤后是否有昏迷史时，若问"当时你昏迷了吗"或"倒地后你没有昏迷吧"，会使受检学生马上意识到是在问他有无昏迷史，且这样问显然会使受检学生"顺水推舟"而失去病史询问的意义。若问"你倒地后大约多长时间就醒过来了"，如当时确有意识丧失，受检学生马上会说"只几分钟就醒过来了"。不同的问诊方法，得到的结果大不相同。又如问遗尿史时，可依次询问"记忆力还不错吧"、"还记得上中学后尿床时的经历吗"或"上中学后尿床次数就不太多了吧"，这样问受检者自然马上会说自己记忆力挺好的，再回答后面的问话时可能会告诉你"初三时只尿过两次床"，甚至还会把当时尿床的细节说得特别详细，以表明其记忆力不错。如此问诊，通常能使受检学生说出详细的病史。

4. 突出重点、兼顾全面、防止遗漏　神经精神科问诊范围广、内容多。问诊时要突出对飞行安全影响大、淘汰率高的重点病史详细询问，如昏迷史、晕厥史、晕厥前状态、神经症及倾向、癫痫及头痛等病史，同时也要兼顾全面。问诊内容可归纳为精、癫、尿、梦、神、昏、晕、伤、腓、病 10 个字，基本概括了神经精神科经常遇到的病史和涉及体检标准的主要内容，有利于掌握。问诊时还要仔细认真，注意全面。例如，仅昏迷史方面就包括了脑外伤、溺水、一氧化碳中毒、农药中毒及中暑等多个方面，都要询问到，避免遗漏。

5. 正确取证，准确结论　在目前尚没有更先进的手段获得可靠的病史的情况下，对于阳性病史的检出只能靠医师的询问，靠问诊的技巧来提高检出率。一旦询问出明确的阳性病史，则按《招收飞行学员体格检查标准》做出正确结论。对于受检学生说不太清楚的可疑阳性病史，尽可能做病史调查或进行家访，取证后再做出准确结论，避免不负责任的随意淘汰。需要注意的是，当问及重要的问题时，一定要问清楚、问准确、问具体，防止受检学生得知因病史淘汰后而反悔，说当时没听清楚或没讲清楚，要求复查。对于已有肯定的阳性病史者，淘汰后一律不再复查，这一原则也是有别于其他各科的重要一点。

总之，神经精神科如何提高问诊的科学性、艺术性，尽可能把本应该属于病史淘汰的受检学生检出，是非常重要的，值得重视，并应不断地进行研究，以适应新形势下神经精神科的体检工作，提高招飞体检质量。

四、神经系统体格检查

（一）脑神经检查

1. 动眼神经、滑车神经、展神经　检查两侧睑裂大小是否相等，上睑有无下垂。两侧睑裂不对称，应鉴别是否为病理性的；观察眼球位置及运动是否正常，有无眼球震颤；观察瞳孔大小、形状，两侧是否对称，对光、调节反射是否正常。如两侧瞳孔直径相差1mm 以内，形状、对光反射、调节反射均正常，整个神经系统检查无阳性体征者，多属生理现象，一般不影响学习飞行。

2. 三叉神经　检查双侧面部痛觉、触觉，必要时检查温度觉；检查双侧咬肌和颞肌有无萎缩或松弛，两侧肌力是否对称；必要时检查角膜反射。

3. 面神经　观察两侧面部是否对称，有无痉挛、麻痹或肌萎缩。如单纯鼻唇沟变浅、无面神经麻痹史、神经系统检查无异常者，不影响学习飞行，属正常。必要时可检查舌前 2/3 的味觉。

4. 舌咽神经、迷走神经　观察腭垂是否偏斜，软腭运动及发音是否正常、两侧咽反射是否对称存在等。单纯腭垂偏斜多属生理现象。

5. 副神经　检查胸锁乳突肌及斜方肌上部有无瘫痪、萎缩，两侧肌力是否对称。

6. 舌下神经　检查舌尖有无偏斜，运动是否受限，有无舌肌萎缩及肌纤维震颤。

（二）运动检查

1. 肌体积　观察受检者面部、四肢有无肌萎缩或肥大，并注意其范围、程度。必要时测量肢体对称部位周径，以取得准确数据并进行比较。

2. 肌张力　检查时嘱受检者肌肉尽量放松，检查肌肉的硬度和被动运动时伸屈肌阻力，有无肌张力升高或降低。

3. 肌力　检查主动运动，观察肢体运动的幅度、速度和耐久力等。检查者对其运动施以阻力，进行两侧肌力对比。通常把肌力分为 6 级：0 级，肌肉完全瘫痪、无肌肉收缩；1 级，可见肌肉收缩，但无肢体运动；2 级，肢体能在床上水平运动，但不能对抗地心引力，即不能抬离床面；3 级，肢体能抬离床面；4 级，能抵抗外界阻力的运动，但比正常肌力稍差；5 级，正常肌力。在招收飞行学员时，一般遇不到 3 级以下肌力者，如遇有肌力减退可疑的受检者要做轻瘫试验。

4. 共济运动　观察其站立、行走、起坐等运动能否保持平衡，精细动作是否稳准、协调。嘱受检者睁眼、闭眼做各种步态运动，观察其有无步态异常，如慌张步态、垂足步态、剪刀步态、鸭步等。可进行指鼻试验、轮替试验、跟膝胫试验、闭目难立试验、无撑起坐试验等检查。

5. 不自主运动　观察受检者有无肌肉震颤（静止、姿势性、意向性），有无肌束颤动、抽搐、肌阵挛，有无不能自主控制的动作。如发现不自主动作，必须注意其部位、形态、强度、规律、过程，以及和运动、情绪、寒冷、疲劳、睡眠等的关系。

（三）感觉检查

一般先进行浅感觉检查，注意两侧对照。如有异常，要进行详细的检查，确定感觉的范围、程度和性质。

1. 浅感觉　一般只做触觉和痛觉检查。必要时做温度觉检查。

2. 深感觉　一般不作为常规检查。

（四）反射检查

1. 浅反射检查　检查腹壁反射、提睾反射、跖反射、肛门反射。

2. 深反射检查　检查肱二头肌反射、肱三头肌反射、膝腱反射、跟腱反射。

3. 病理反射检查　一般检查以下几种病理反射，如 Hoffmann 征、Babinski 征、Chaddock 征、Oppenheim 征、Gordon 征等。

（五）自主神经系统检查

1. 一般检查　观察皮肤色泽是否正常，有无发红、发白、发绀或大理石斑纹；触摸手足、前臂和小腿，注意其温度和湿度，有无过量出汗现象；毛发、指甲的营养状态是否良好；脉搏、血压是否稳定。

2. 皮肤划痕试验　用骨针的钝端在躯体皮肤的对称部位以中等速度稍重而不引起疼痛的力量划过，不久即出现红色划痕反应。一般划痕后的潜伏期为 3～5 秒，持续时间为 8～30 分钟。无明显红晕增宽、水肿、隆起者，属正常范围。如划痕出现的时间快、持续时间延长或局部出现红晕明显增宽、水肿、隆起即为皮肤划痕症。

3. 眼心反射

（1）检查方法：受检者安静仰卧 3 分钟后，计数 30 秒脉搏数。嘱受检者闭眼，检查者以右手的拇指及示指的末端轻压一侧眼球两端的侧部，所施压力逐渐加重至出现不适感，以不产生疼痛为度。继续压迫 1 分钟。当压迫眼球至 30 秒时，开始计数其后 30 秒的脉搏数。换算成 1 分钟的脉搏数进行对比。记录时，将压迫眼球前的脉搏数记于括号内，将压迫眼球前与压迫眼球后脉搏的差数记于括号前。如压迫眼球前每分钟脉搏为 76 次，压迫眼球后每分钟脉搏为 68 次，其差为 8，则记为"-8（76）"。

（2）结果评定：正常反应，每分钟脉搏减少 6～12 次。阳性反应，每分钟脉搏减少 13 次以上。强阳性反应，每分钟脉搏减少 18 次以上。阴性反应，每分钟脉搏减少 0～4 次。倒错反应，压迫眼球后，每分钟脉搏增加 4 次以上。

（3）临床意义：本试验呈阳性反应者，说明迷走神经兴奋性增强；呈阴性反应者，说明迷走神经处于抑制状态；呈倒错反应者，说明交感神经兴奋性增强。

（4）注意事项：检查必须在安静状态下进行。一般先压迫右眼球，后压迫左眼球。如检查右侧时出现十分明显的反应则不应再检查左侧，以免发生不良反应。本检查易受睡眠不足、饮食不当、疲劳、气候冷热等因素影响。遇有上述情况时，应延期检查。

4. 弯腰试验

（1）检查方法：嘱受检者弯腰、低头，使手指尽量触地，维持 3～5 秒后直立。观察身体有无倾斜、面部充血及头晕、目眩现象。

（2）结果评定：正常人弯腰后，面部可有短暂的轻度充血，但无头晕目眩、身体倾斜现象。

5. 卧位反射

（1）检查方法：嘱受检者站立 1 分钟后，计数其 15 秒的脉搏数。然后缓慢地卧于检查台上，计数开始的 15 秒的脉搏数。均换算成 1 分钟的脉搏数，进行对比。

（2）结果评定：阳性反应，卧位时每分钟脉搏减少 4～6 次；强阳性反应，卧位时每分钟脉搏减少 8～12 次。

（3）临床意义：本试验呈阳性反应者，说明迷走神经兴奋性增强。

（4）注意事项：变换体位时动作必须从容柔和，否则将影响检查结果的准确性。本检查易受急性疾病、饱餐、吸烟过多等因素影响。遇有上述情况时，应延期检查。

6. 立位反射

（1）检查方法：嘱受检者静卧 2 分钟，记录 15 秒的脉搏数和血压。然后从水平卧位转换为垂直立位，再测脉搏和血压，均换算成 1 分钟的脉搏数，进行对比。

（2）结果评定：正常反应，站立后每分钟脉搏增快 10 ~ 20 次，收缩压下降 16mmHg 以内，通常在 2 分钟内恢复。强阳性反应，站立后每分钟脉搏增快 24 次以上，是交感神经兴奋性升高的表现。收缩压下降超过 16mmHg 者可判断为自主神经调节功能障碍。

（3）注意事项：变换体位时动作必须从容柔和，否则将影响检查结果的准确性。本检查易受急性疾病、饱餐、吸烟过多等影响，遇有上述情况时，应延期检查。

7. 颈动脉窦过敏试验

（1）检查方法：嘱受检者取仰卧位 5 分钟，计数其 15 秒的脉搏数，并测量血压。然后嘱其将头转向一侧略呈后屈。检查者以示指压迫或按摩下颌下部相当于甲状软骨上缘水平的颈内动脉膨大处，持续 20 秒后，再计数其 15 秒的脉搏数，并测量血压。脉搏均换算成 1 分钟的脉搏数，进行对比。加压或按摩过程中，应随时观察受检者的面色、瞳孔、呼吸、出汗及意识状态，并询问主观感觉。如反应明显，应立即停止压迫或按摩。

（2）结果评定：正常反应，压迫或按摩颈动脉窦后，每分钟脉搏数减少在 12 次以内，收缩压下降在 10mmHg 以内，受检者的呼吸和面色等均正常。阳性反应，压迫或按摩颈动脉窦后，每分钟脉搏数减少达 13 次或以上，收缩压下降在 10mmHg 以上，或出现颜面苍白、瞳孔散大、大量出汗甚至晕厥或抽搐。

（3）注意事项：做本试验前，应先做眼心反射，呈现阳性者不宜做本试验。每次检查只能在一侧颈动脉窦处施加压力或按摩。每次压迫或按摩时间不应超过 1 分钟。如检查一侧无明显的反应，可休息 5 ~ 10 分钟后再做另一侧检查。有心脏病、低血压、颅内压增高或脑血管疾病的患者不能做此项检查。检查前应准备好阿托品、麻黄碱、肾上腺素等急救药品，以便发生晕厥时应用。

8. 立位耐力试验（orthostatic tolerance test） 又称倾斜床试验、倾斜台试验（tilt table test）、头高位倾斜试验（head-up tilt test）、直立倾斜试验（upright tilt test）等。

（1）试验过程：受检者餐后 2 小时去枕平卧 20 分钟，记录血压、心率。然后在 3 秒内从平卧位转为直立位，测量即刻、1 分钟、2 分钟、3 分钟、4 分钟、5 分钟、10 分钟、15 分钟和 20 分钟的血压、心率，同时观察受检者表现。如果出现晕厥前状态或晕厥，可立即转为平卧位，使受检者意识恢复。

（2）评价标准：直立后出现下列一项者为阳性，①收缩压下降超过 20mmHg，或收缩压低于 90mmHg；②舒张压下降超过 10mmHg，或舒张压低于 56mmHg；③心率上升超过基础心率 30 次 / 分，或心率超过 120 次 / 分；④颜面苍白、大量出汗、头晕等晕厥前状态或晕厥。

神经系统检查项目及流程见图 7-1。

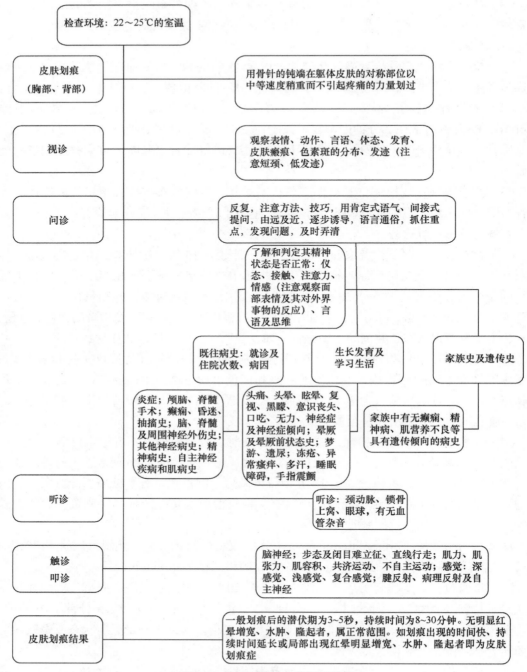

图 7-1　神经系统检查项目及流程

五、脑电图检查

1. 检查前要求　前 3 天不要使用中枢神经药物。身体健康并保证足够的睡眠。

2. **检查方法** 在餐后4小时内进行检查。受检者取坐位，记录闭目清醒脑电图。使用单极导联，额电极在眉弓上3cm与两瞳孔垂线交点处。颞（前）电极在角膜中心与外耳道口连线的中点处。顶电极在外耳道口连线与正中线交点外4cm处。枕电极在枕外粗隆外上2～3cm。标准电压50μV/5mm，时间常数0.3秒，滤波30Hz。

先做安静闭目清醒脑电图描记，走纸速度3cm/s；再做睁闭眼诱发脑电图，睁眼3～5秒，然后闭眼，待α波恢复后再重做，共3次。走纸速度1.5cm/s。安静闭目清醒脑电图描记与睁闭眼诱发脑电图描记总时间不少于1分钟。

再做过度换气诱发脑电图，要求按节拍器掌握23～25次/分的深呼吸，连续4分钟。第1分钟可用1.5cm/s纸速记录；第2分钟用3cm/s纸速记录。过度换气停止后记录30～90秒。

闪光诱发脑电图：闪光频率6Hz、8Hz、10Hz、13Hz、15Hz、20Hz、30Hz，作用时间10秒，间隔10秒。闪光灯放置在受检者眼前25～30cm处。

对可疑者进行上述项目复查或加做睡眠诱发脑电图：用10%水合氯醛溶液10～20ml，口服后10分钟描记，一般做到睡眠中期止。

脑电图异常：安静、诱发脑电图检查反复出现下列情况应判定为异常。

（1）α波的优势频率恒定于8.5Hz以下。

（2）左右对称区α波平均频率差或平均幅度差明显不对称。

（3）广泛性、一侧性、局限性高波幅慢波或快波、棘波、尖波、棘波慢波综合、尖波慢波综合、多棘慢波综合。

（4）时间在2秒以上的爆发性长程高波幅慢波或快波。

第8章

中枢神经系统疾病

第一节　头　　痛

一、概述

头痛是指自眉、耳廓及发际线以上部位的疼痛。头痛是由于颅内外痛敏感结构激活所致，颅内外的痛敏感结构包括头颈部血管、神经及其末梢、骨膜、筋膜、肌肉、皮肤等，脑实质本身不具备疼痛感受器。头痛的发生机制复杂，主要有伤害性疼痛和神经病变性疼痛。前者是颅内外痛敏感结构在炎症、外伤、压迫、牵拉、血管扩张或痉挛、化学刺激等作用下产生的保护性反应；后者主要是因为躯体感觉神经系统损害或病变后神经重塑导致敏化的结果。

头痛对于绝大部分人而言是一个很普遍的经历，许多原因都可引起头痛，普通人群的头痛终身患病率达90%以上，我国人群头痛的年患病率达23.8%，其中最常见的是紧张性头痛，为10.8%；其次为偏头痛，为9.3%。22～55岁人群发病率最高，其发病通常开始于青少年阶段。大部分头痛不严重，但它们可以影响患者的家庭生活、工作和社交。

头痛疾病根据国际头痛分类第三版（ICHD-Ⅲ Beta版，2013）进行分类：

（1）原发性头痛：偏头痛、紧张性头痛、丛集性头痛和其他三叉自主神经头痛及其他原发性头痛。

（2）继发性头痛：头颈部外伤引起的头痛、头颈部血管性疾病引起的头痛、非血管性颅内疾病引起的头痛、物质滥用或戒断引起的头痛、感染引起的头痛、内环境紊乱引起的头痛、头颈部结构病变引起的头面痛、精神疾病引起的头痛。

（3）脑神经痛、中枢性和原发性面痛及其他头痛。

（一）紧张性头痛

1. 流行病学及临床表现　紧张性头痛是最常见的一种头痛类型，约占头痛患者的40%，典型病例多在20岁左右发病，发病年龄高峰为40～49岁，女性稍多于男性，男女患病比例约为 4 : 5，在不同的研究人群中终身患病率为 30% ~ 78%。头痛的部位不定，可为全头部、颈项部，单侧或双侧的颞部、枕部等。紧张性头痛典型的表现为无搏动感持续性钝痛，头周呈沉重感、压迫感或紧束感。通常不伴有恶心、畏光或畏声，日常体力活动不导致疼痛加重。疼痛多为轻度至中度，分为持续 30 分钟至数天的复发性紧张性头痛和不间断性慢性紧张性头痛。紧张性头痛患者中最显著的异常发现是手法触诊时颅骨膜压痛的增加。

2. 诊断　根据临床表现，除头颈部疾病继发的头痛外，通常可以确诊。国际头痛协会（HIS）关于紧张性头痛的诊断标准如下：

（1）符合（2）~（4）特征的至少 10 次发作。

（2）头痛持续 30 分钟至 7 天。

（3）至少有下列两项特征：①双侧头痛；②性质为压迫感或紧箍样（非搏动样）；③轻度或中度头痛；④日常活动（如步行或上楼梯）不会加重头痛。

（4）符合下列两项：①无恶心和呕吐；②畏光、畏声中不超过一项。

（5）不能归因为其他疾病。

3. 治疗　紧张性头痛治疗应以非药物措施如物理治疗（每天锻炼方案和姿势校正）、生物反馈及压力和疼痛管理为主。复发性紧张性头痛可用非处方药（OTC）类的镇痛药，如对乙酰氨基酚、阿司匹林等非甾体抗炎药（NSAID）。若效果不佳或较严重的头痛可使用肌肉松弛药或苯二氮䓬类，但该类药物的疗效尚未被循证研究所证实。

4. 预后　研究显示，多种疗法并用，1 年内可使少发复发性紧张性头痛患者的发作频率减少 50%，强度减少 75%；频发复发性紧张性头痛患者则分别减少 32% 和 30%。预后不良的因素有：合并偏头痛、未婚、睡眠障碍和固定的生活方式。

（二）偏头痛

1. 流行病学及临床表现　在 2010 年全球疾病调查中，偏头痛被评为全球第三大最常见的疾病和第七致残的原因。偏头痛可见于任何年龄，但最常见于年轻人和中年人，通常起病于青春期，30 ~ 39 岁患病率最高。偏头痛约影响着 6% 的男性和 15% ~ 18% 的女性。约 60% 的偏头痛患者有偏头痛家族史。病因及机制尚不明确，可能系某种诱因作用于中枢神经后，单胺能通路发生一系列神经递质变化，引起颅内外血管缩张功能异常。

偏头痛的一般症状包括恶心、呕吐、畏光、畏声、虚脱，单侧性（以一侧为重）或搏动性发作。患者通常喜欢待在黑暗和安静的房间里，随着症状的缓解可进入睡眠状态。头痛可持续数小时至数天，并伴有虚脱感，头部移动会遗留疼痛。偏头痛可以自发，也可被一些事件诱发，如睡眠剥夺、饥饿、暴晒、疲劳、心理因素、口服避孕药、暴饮暴食、乙醇、情绪应激、眩光、气温或海拔变化、季节变化等。

2. 诊断　2013 年最新发布的 ICHD- Ⅲ Beta 版偏头痛诊断标准为：治疗或未成功治疗，每次头痛发作持续 4 ~ 72 小时，发作至少 5 次，具有以下 4 个特征中的至少 2 个：①单侧性；②搏动性；③中度或重度疼痛；④常规活动如走路或爬楼梯会加重头痛，或头痛导致患者回避常规体力活动。发作期间至少有以下一项表现：①恶心或呕吐；②畏光和畏声。

偏头痛是根据复杂的症状分类的，有两个主要的亚型：先兆偏头痛（典型偏头痛）

和无先兆偏头痛（以前称为普通型偏头痛）。先兆偏头痛和无先兆偏头痛之间的区别是有无预兆，先兆偏头痛的诊断标准是包括下述中的 2 次发作史：视觉、感觉、言语、心脏、脑干或视网膜出现的完全可逆的先兆症状，至少有以下 4 个先兆特点中的两个：①至少先兆症状持续 5 分钟以上和（或）两个或两个以上的症状连续出现；②每个先兆症状持续 5 ～ 60 分钟；③至少有一个先兆症状是单侧的；④先兆症状伴随头痛出现，或在之后 60 分钟内出现。偏头痛发作前首先会出现数分钟至 1 小时神经症状的先兆，最常见的是视觉先兆，如闪光、视物模糊甚至暂时性的视力丧失；其次是感觉异常，这常常与视觉症状的发生有关，也会出现非视觉先兆，如面部和手部麻木、语言表达困难等。

（1）有先兆性偏头痛（典型偏头痛）：约占 10%，多有家族史。

（2）无先兆的偏头痛（普通型偏头痛）：约占 80%。至少发作 5 次以上方可诊断。

（3）其他类型偏头痛：当发作时仅有偏头痛先兆症状而无头痛者，称为偏头痛等位症（偏头痛替代症 / 变异性偏头痛），作为一次偏头痛的替代，症状可多种多样，主要表现如下：

1）腹痛型偏头痛：腹痛伴恶心、呕吐及腹泻。

2）喉部、骨盆或肢体的局限性疼痛。

3）发作性发热。

4）阵发性心动过速。

5）阵发性眩晕。

6）周期性水肿。

7）精神症状：意识模糊、嗜睡及情绪、睡眠、行为紊乱。

8）偏头痛发作时，可出现胃溃疡或原有的溃疡病加重。

9）哮喘发作及溃疡性结肠炎与偏头痛交替出现。

10）发作时或发作后伴有第Ⅲ、第Ⅳ、第Ⅵ对脑神经麻痹者，称为眼肌麻痹型偏头痛。

11）发作时或发作后伴有偏瘫者，称为偏瘫型偏头痛。

12）反复发作单眼盲点或黑矇（不超过 1 小时），随后出现头痛者，称为视网膜性偏头痛。

3. 治疗　药物治疗分为治疗性用药和预防性用药。治疗性用药由镇痛药和治疗恶心症状的止吐药组成。预防性用药一般首选 β 受体阻滞剂，抗癫痫药物如丙戊酸钠可能比 β 受体阻滞剂的疗效确切，但不良反应也更多，因其对中枢神经系统有潜在影响，在执行飞行任务时是不允许使用的。

（三）丛集性头痛

丛集性头痛早期又称为组胺性头痛或 Horton 性头痛（Bayard T. Horton，霍顿），有十分明显的临床特征。"丛集性"是指持续时间从数周至数个月的连续头痛，伴发的症状会间隔数个月甚至数年或更长时间，但每次发作对患者来说都是一样的。临床症状包括突然发作，1 ～ 2 分钟达峰值，疼痛部位位于单只眼的后部，单侧鼻音加重，虚脱、红视、流泪，可能出现霍纳综合征（Horner syndrome），上睑下垂、瞳孔缩小。剧痛会持续 30 ～ 180 分钟，并伴随症状迅速缓解。头痛可以在每天的相同时间准时发作，在每天发作一次或多次以后才结束，此时患者才获得解脱。

丛集性头痛在普通人群中并不常见，其初始发病年龄为 20 ～ 40 岁，每 10 万人中有 80 ～ 100 人患有该病。一部分患者可永久缓解，但发病 15 年以上的患者 80% 仍会再发。男性的患病率至少是女性的 4 倍。丛集性头痛与遗传相关，为常染色体显性遗传，约 5% 的丛集性头痛患者具有家族遗传史。许多丛集性头痛患者是重度吸烟者，饮酒可能加剧丛集性头痛，在发病期间应该避免饮酒。其急性发作与下丘脑后部灰质区的激活有关。

治疗此种类型头痛可用麻醉性镇痛药或其他镇痛药，如碳酸锂。有时也常采用吸纯氧的方法，可使血管有效收缩。

紧张性头痛、偏头痛和丛集性头痛的鉴别如表 8-1 所示。

表 8-1　几种常见原发性头痛的鉴别

鉴别项	紧张性头痛	偏头痛	丛集性头痛
人口学	女性＞男性	女性＞男性	男性＞女性
家族史	无	60%	无
周期性	无	无，女性月经周期	明确
持续时间	30 分钟至 7 天	4 ～ 72 小时	30 ～ 180 分钟
头痛部位	双侧	60% 单侧，不固定	固定单侧
头痛性质	胀痛、钝痛、束带	搏动、跳痛、炸裂	钻痛，难以忍受
头痛程度	轻度至中度	中度至重度	严重
伴随症状	可有轻度食欲减退、畏光或畏声	恶心、呕吐、畏光、畏声，日常生活不耐受	头痛侧结膜出血水肿、流泪、鼻塞、流涕、出汗、眼睑下垂、瞳孔缩小、躁动不安

二、体检方法

颅内、颅外及全身多种疾病均可引起头痛，为明确头痛的类型及原因，需要详细了解病史（表 8-2）：发病年龄、伴随症状、急性触发因素、减轻的因素、发病部位、特征、严重程度、频率、持续时间、周期、用药史及家族史。

表 8-2　头痛的问诊要点及常见头痛类型

问诊要点	特点	有关疾病
1. 年龄	（1）青年	偏头痛、紧张性头痛
	（2）老年	高血压、肺性脑病、颞动脉炎
2. 发病时间	（1）清晨	脑肿瘤、癫痫性头痛
	（2）午后至傍晚	紧张性头痛
	（3）休息或入睡后	丛集性头痛
3. 持续时间	（1）发作性	偏头痛（血管性）
	（2）持续性	紧张性头痛、脑肿瘤、高血压性头痛
	（3）数天	耳鼻源性、牙源性、腰椎穿刺后头痛
	（4）不规则	非特异性

问诊要点	特点	有关疾病
4. 频次	（1）数秒、数分钟、数小时或1～2天	神经性头痛、血管性偏头痛、丛集性头痛、紧张性头痛
	（2）每天数次或每周数次	紧张性头痛、丛集性头痛
	（3）持续进行性	脑肿瘤、颅内压增高、硬膜下血肿
5. 先兆、伴随症状及其他	（1）睡眠中发作	脑肿瘤、丛集性头痛、蛛网膜下腔出血
	（2）精神紧张诱因	紧张性头痛、非典型的偏头痛
	（3）与体位变化有关	脑室内肿瘤、脑室附近肿瘤、脑肿瘤、偏头痛
	（4）伴有先兆	紧张性头痛、典型的偏头痛
	（5）伴有视力障碍	偏头痛、脑动脉或椎动脉供血障碍
	（6）家族史	紧张性头痛、典型的偏头痛
	（7）头痛不能入睡	脑肿瘤、颅内压增高、丛集性头痛、蛛网膜下腔出血
	（8）伴有恶心、呕吐	脑肿瘤、典型的偏头痛、脑膜炎
	（9）伴有电击痛	神经痛
	（10）搏动性头痛	血管性偏头痛
	（11）伴有自主神经症状	典型的偏头痛
	（12）脑神经麻痹及其他神经系统局限体征	脑肿瘤、硬膜下血肿、蛛网膜下腔出血、其他脑血管疾病
	（13）伴有眩晕	颅后窝病变，如小脑肿瘤、椎基底动脉供血不足等
	（14）精神症状	额叶肿瘤、神经梅毒
6. 部位	（1）全头痛	脑肿瘤、紧张性头痛、低颅压性头痛、感染性头痛
	（2）偏头痛	血管性偏头痛、耳源性偏头痛、鼻窦炎性偏头痛、牙源性偏头痛
	（3）前头痛	颅后窝肿瘤、丛集性头痛、鼻窦炎性头痛、三叉神经炎、小脑幕上肿瘤
	（4）眼部（单侧或双侧）	颅内压增高、青光眼、丛集性头痛、CO中毒性头痛、三叉神经痛
	（5）头顶部	非特异性头痛
	（6）偏侧头部	紧张性头痛、高血压头痛、颞动脉炎、牙源性或耳源性头痛
	（7）后枕部、颈部	蛛网膜下腔出血、高血压头痛、颈性头痛、颅后窝头痛、肌痉挛性头痛、枕大神经痛、急性颈肌炎

　　头痛患者的神经系统一般检查通常是正常的。为明确头痛的原因，可行彻底的头颅及颈部检查。此外，颈椎检查、鼻窦检查可以鉴别颈椎疾病及鼻窦炎继发性头痛，眼底检查是评估颅内压增高中的一个重要手段。

　　1. 一般检查　除重点查体温、脉搏、呼吸、血压等生命体征外，应着重检查头颈部，如头颈部有无外伤、凹陷；颞动脉、鼻旁窦、颞颌关节、枕大神经压痛区等有无压痛，颈背部有无肌肉痉挛；有无颈项强直等。

　　2. 神经系统检查　除常规检查外，要重点注意有无局灶性神经系统体征，如偏瘫、失语、感觉障碍、脑神经麻痹、反射异常、病理征阳性等，这是区别功能性疼痛和器质性疼痛的关键；其他如视盘有无水肿、有无视网膜出血、脑膜刺激征等对头痛的鉴别诊断有一定价值。

3. 辅助检查

（1）实验室检查：常规检查，尿常规、红细胞沉降率、电解质、肝肾功能、内分泌、心功能等检查。脑脊液的生化检查和细胞学检查对颅内病变有重要价值。

（2）特殊检查：颅脑 CT 或 MRI 对颅内病变如肿瘤、脑血管病、寄生虫病或脓肿等可明确性质和部位；腰椎穿刺对具脑膜刺激征者是必要的检查。TCD、SPECT、PET/CT 可检测脑血流量、脑血流速度及脑代谢，为一些功能性头痛的诊断提供了依据。

三、航空医学考虑

任何类型的严重头痛都可能使患者致残。有些人只有一种类型的头痛，而另一部分人可能同时合并不同类型的头痛。航空医学关注的不是头痛的类型，而是头痛对飞行员的影响程度，包括头痛的严重程度、发作频率及相关的伴随症状，如视力障碍、呕吐或眩晕等，这些可能导致空中失能，或者使飞行员分散注意力甚至丧失作战能力的头痛发作风险。尤其是高空飞行时，头痛是最常见的神经系统并发症，ICHD-Ⅲ Beta 版中单独列举了因坐飞机旅行导致的一类头痛。

因头痛的易感性强、发病率高，对大多数有偶发的、症状较轻的紧张性头痛病史学员不必下不合格结论，应结合其头痛的发作频率、疼痛程度及头痛发作时对一般学习、生活的影响进行综合评估。

对于有偏头痛病史的学员，还需考虑下列因素：

（1）前驱症状（先兆）：偏头痛患者的前驱症状会经历数小时、一天或数天，以不舒服、焦虑、恐惧或全身感觉有病为特征。

（2）诱发因素：对偏头痛诱发因素敏感的飞行员应尽可能地避免这些诱发因素，如果能够避免，可以减少偏头痛发作风险，甚至排除发作可能。这些风险因素包括情感应激、多重任务超负荷、睡眠剥夺、禁食、过饱、酗酒、月经不调和其他可能的诱发事件。

（3）偏头痛先兆：要辨明是否是"先兆"，有无明显的功能性损伤。例如，当视野远周边出现碎片样闪光时，出现轻度不连续口周和指尖单侧感觉异常，出现交替、完全性同侧偏盲或显著失语，表明偏头痛会很快发作。

（4）发作速度：有些偏头痛发作很快，时间为 15 ～ 30 分钟，伴呕吐和虚脱，而其他一些发作则很缓慢，需要正确评估发作速度。

（5）发作频率：偏头痛发作的时间间隔很宽泛，可以从数天至数年甚至数十年不等。

（6）急诊治疗措施：在航空飞行环境下，早期服用阿司匹林、非甾体抗炎药、对乙酰氨基酚有效控制病情是允许的，但禁止使用抗惊厥药、麻醉性镇痛药、含有巴比妥成分的镇痛药。

（7）预防性治疗：在航空飞行方面，允许对偏头痛使用预防性用药，包括 β 受体阻滞剂、钙通道阻滞药，而抗惊厥药和三环类选择性五羟色胺再摄取抑制剂等抗抑郁药对飞行是禁止使用的。

丛集性头痛由于起病急，且头痛剧烈，发作时通常需要镇痛药治疗，对飞行的影响较大，但是一旦丛集性头痛停止，并长时间得到缓解，需根据情况综合评估。

头痛病症的治疗比较复杂，一些非处方药镇痛药，如对乙酰氨基酚、布洛芬和咖啡因偶尔使用对航空飞行是允许的，而其他包括麻醉性的、巴比妥类、抗抑郁药、安定类药均会影响飞行。

第二节　癫　痫

一、概述

（一）流行病学特点

癫痫（epilepsy）是多种原因导致的脑部神经元高度同步化异常放电所致的临床综合征，具有发作性、短暂性、重复性和刻板性的特点。异常放电波及的范围不同，可导致不同的发作形式及临床症状。临床上将每次发作或每种发作的过程称为痫性发作（seizure），一个患者可有一种或数种形式的痫性发作。

流行病学资料显示，癫痫的年发病率为（50～70）/10万，患病率约为5‰。在青年人中，发病的高峰期在20岁以上；而老年人发病的高峰期在60岁以上；到80岁时，累积发病率在1.3%～3.1%。

癫痫不是独立的疾病，而是一组疾病或综合征，根据病因学不同，可将癫痫分为症状性癫痫（即继发性癫痫）和自发性癫痫，其中有2/3的患者为自发性癫痫。

癫痫发作的阈限是由个体性因素和遗传因素决定的，如果超过阈限，就会导致一次临床事件的发生。阈限可随着一天的时间变化、激素水平、睡眠剥夺和其他因素而波动。严重的低血糖或低血钠等电解质紊乱、颅内感染、颅脑外伤、长时间停搏导致的心搏骤停和由此产生的大脑缺血均会引起急性发作。低发作阈限的患者当接受药物（三环类抗抑郁药、茶碱类和其他药物）治疗时也可出现发作，而一些癫痫患者也可以永久性的缓解，如表现为颞中部棘波的良性儿童性癫痫。

（二）诊断与鉴别诊断

癫痫分类非常复杂，按照其病因、发病机制、临床表现、疾病演变过程、脑电图特征等可以有不同的分类方式。从航空医学评估的角度出发，可对"癫痫样发作"进行简单分类。

1. 单纯部分性发作　发作时间短，一般不超过1分钟，无意识障碍。一只手的局限性抽搐可能是由于大脑皮质对侧损伤引起的，但患者仍能保留意识，能够进行活动，随着发作的停止，一般不会遗留后遗症。

2. 复杂部分性发作　占成人癫痫发作的50%以上，病灶多在颞叶，伴有意识障碍或丧失。复杂部分性发作前，通常伴随某种类型的先兆，如闻到或尝到不舒服的味道（嗅觉先兆）、强迫性思维、色彩鲜艳的视觉记忆或自我分离感，均可以在发作前出现。患者可能做出像反复咂嘴、咀嚼、手或身体摩擦桌子这样的刻板动作，对周围事物的感知受损或丧失。

任何部分性发作都可能波及邻近的皮质区域，甚至波及中线结构较深的部位，并投射到大脑皮质的全部区域，随之产生一次全面强直 - 阵挛发作（大发作）。

3. 全面强直 - 阵挛发作　发作前会出现 10 ～ 20 秒的强直状态，身体呈屈曲状，双上肢抬起，外展，肌肉僵直，双肘部分屈曲，呈外旋状，腿部运动较少，眼睛睁着，但眼球向上方偏斜，伴颈背肌紧张，并伴有"痫叫"（这是由于呼出的气流压迫部分关闭的声带引起的）。随后上肢和腿伸开，并伴呼吸暂停和面部发绀。当强直收缩真正的呈节律性缓解时，发作进入慢性期，随着松弛期的延长，阵挛性反射的频率会下降，常见咬舌和尿失禁。

4. 失神发作　可代表全身性发作的其他各种类型，常发生于儿童，以短暂失神伴（或不伴）有肌阵挛反射和交替性肌紧张为特征。最具代表性的特征是瞬间意识丧失，并伴有 2 ～ 3 秒的重复眨眼，随后迅速恢复正常。如果这种反复发作时间短暂，患者自己可能意识不到病情的发生，发作时脑电图的典型表现是双侧对称 3 Hz 棘 - 慢综合波。个人史、家族史、用药和社会关系史，包括饮酒史和物质滥用也都非常重要。

评估成年人癫痫样发作，必须检查大脑 MRI、记录睡眠剥夺期间的脑电图和监测整夜的睡眠脑电图，仅头颅 CT 扫描是不够的，因为颞中部硬化、错构瘤或空洞畸形等可能被漏诊。仅记录常规脑电图（觉醒状态）也不够，因为有些癫痫样放电活动只能在睡眠中才能记录到。对于可疑者，也可以使用闪光刺激诱发反射检查脑电图，其对光敏性癫痫有效。

对癫痫发作患者做出航空医学结论前需要详细的评估。例如，幼儿时期发生的高热惊厥并不意味着有癫痫慢性发作风险增加的可能；有些发作在成年期就可完全缓解，如颞中棘波的良性运动型癫痫（罗朗多型癫痫，Rolandic epilepsy）。总之，全面的神经学评估，再加上随机的观察随访才可以做出合理航空医学鉴定。

二、体检方法

癫痫的诊断主要依据病史和脑电图检查。在询问病史时，一定要详细了解患者的发病诱因、起病形式、症状、演变过程、伴随症状，还需详细询问家族史、个人史及既往疾病、外伤史，这对自发性癫痫、继发性癫痫和晕厥的鉴别诊断有很大帮助。伴抽搐和尿失禁的晕厥患者，发生脑电非特异性异常后，有可能被误诊成癫痫，而患者本身并不那样严重。

对于可疑癫痫发作的患者，还可行脑电图检查。有文献报道称有 50% ～ 60% 的人被明确诊断为癫痫后，其常规脑电图也显示癫痫样异常（无睡眠剥夺的 30 分钟常规记录）。像过度呼吸、闪光刺激、睡眠中记录、睡眠剥夺这些诱发技术均可提高癫痫的检出率。

30 分钟的记录是全天 24 小时中的小样本采样，连续记录也许会增加癫痫的检出，但 4 次连续记录以后，再难以进一步检出。脑电图正常并不能排除癫痫发作的可能，有癫痫发作倾向的个体也可能脑电图正常，只可能是诱发条件尚不具备。这对脑电图检查人员的经验、全面判断能力很重要，对上述提到的采样效果也同样重要。

小的尖波、14Hz 和 6Hz 的正向棘波、6Hz 棘慢波、门状棘波，这些波型尽管都可以在正常人脑电图上看到，临床上认为是良性一过性波形，但棘波在脑电学中通常又被定义为异常波，其稳定性如何，在航空医学环境（如高空、低压、低氧，加速度飞行）下是否会发生变异（癫痫样放电）均未得到证实，因此航空医师应根据病史、临床经验、航空医学特殊检查进行全面的评估后再做出鉴定结论。

三、航空医学考虑

癫痫发作在飞行中的风险是显而易见的，它会导致空中失能，造成严重的飞行事故。在大多数情况下空中失能是突发的、难以预测和避免的，并且在高空缺氧、高压、紧张等环境因素的刺激下，其发作风险会进一步增加。癫痫发作对于自身和他人的安全及能否完成任务都构成了直接威胁。此外，治疗癫痫的药物具有一些不良反应，也会对飞行安全造成一定的影响。

对航空医学有重要意义的是首次癫痫发作之后，其再发的风险是多少。约 35% 的患者在首次发作后的 3 ～ 5 年会发生第二次发作；如果患者已第二次发作，那么在第二次发作后 4 年内再次发作的风险增加到 73%。在儿童中，这个复发的风险稍有不同，对于一个自发性癫痫且脑电图正常的儿童而言，5 年复发率约为 21%，而复发后的未来 25 年里再次发作的风险为 42%。

在美军的体检标准中，除非申请人已经 5 年未发作，同时未采取服药控制癫痫，且具有正常脑电图，否则 6 岁后发生癫痫是不符合招飞标准的。5 岁前发热相关的癫痫发作，后未再复发，且神经系统评估、头颅 MRI、脑电图等检查正常，可以特许飞行。

脑电图并不能确诊或除外癫痫，癫痫患者的脑电图可以完全正常，而即使明确有脑电图异常，仍需要结合临床表现诊断。脑电图具有较低的阳性预测值和较高的假阳性值，因此美军 20 年前已将其从飞行学员医学选拔的检测方案中剔除。目前只有中国、荷兰、法国和德国等一些国家继续使用脑电图作为飞行学员医学选拔的筛选工具。德国空军航空医学研究所最近的一项研究表明，脑电图的筛查有助于预测未来发作的风险是否增加。而加拿大的一项研究则显示，没有证据表明脑电图检查可导致任何重大风险降低。

四、正常和异常脑电图图例

正常和异常的脑电图图例见图 8-1 ～图 8-3。

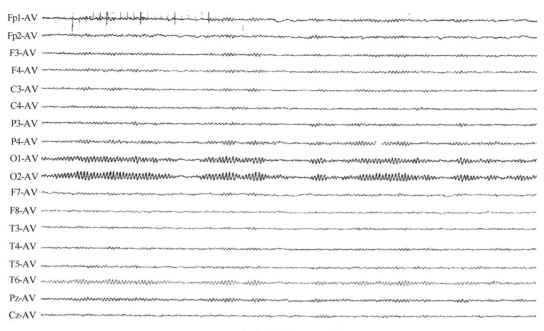

图 8-1 正常成人的清醒期脑电图

波形整齐, 波幅中等, 枕部 α 节律呈现正弦样, 双侧对称, 调节调幅良好, 快波和慢波都为少量。没有局灶或全面性的棘 / 尖波、慢波活动

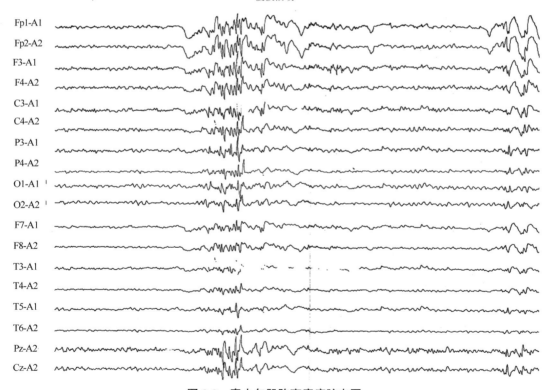

图 8-2 青少年肌阵挛癫痫脑电图

背景活动正常, 可见双侧性高波幅多棘波、多棘慢波综合

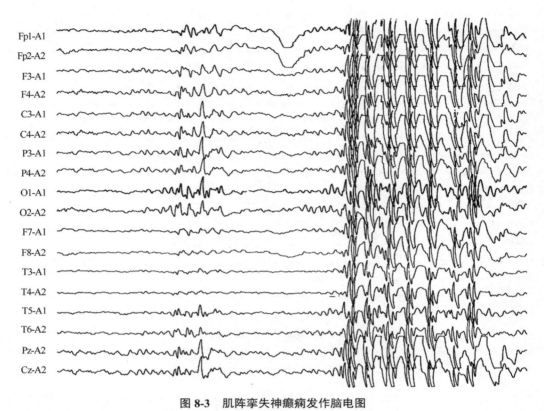

图 8-3 肌阵挛失神癫痫发作脑电图

可见双侧性暴发性高波幅棘波节律，很快转为高波幅 3Hz 的多棘慢波综合，持续时间为 2 ~ 3 秒

第三节 晕 厥

一、概述

（一）流行病学特点

晕厥是由于大脑半球和脑干低灌注缺血导致的伴有姿势张力丧失的发作性意识丧失。正常的大脑血流量约为 55ml/（100g·min），当血流量骤减至 30ml/（100g·min）时则可发生晕厥。正常状态下，人体外周血管平滑肌可保证心脏输出调节、循环血量和外周阻力处于正常平衡状态。当人站立时，有 70% 的循环血量位于心脏或心脏下部，重力可使 500 ~ 800ml 血液淤积于身体下部，此时中心静脉压降低至 3 ~ 5mmHg，心排血量降低 30%，这种现象会降低压力感受器的刺激，引起交感活动增强和副交感活动抑制的代偿机制发生，心率每分钟增加 10 ~ 15 次，交感活动传入致小动脉外周阻力增加，平均动脉压随后得以维持，以确保内环境的相对稳定。如果突然出现疼痛、恐惧和一系列其他的诱发事件，可瞬间破坏这种微弱的内环境平衡机制，从而导致晕厥的发生。

晕厥的过程可分为 3 个阶段：①晕厥前期（晕厥前状态），晕厥发生前数分钟出现头晕、乏力、恶心、大汗、面色苍白、视物模糊、黑矇、心动过速等先兆症状，此过程常常可被代偿性动作阻止，如及时改变体位，由立位转为坐位或卧位，或可避免完全的意识丧失；②晕厥期，患者出现意识丧失，心动过速转变为心动过缓，并伴有血压下降、脉搏减弱及瞳孔散大，有时还伴有尿便失禁；③恢复期，得到及时处理后意识可很快恢复，可留有头晕、头痛、乏力、恶心、面色苍白等症状，休息后可完全缓解。

Framingham 对普通人群的研究表明，晕厥的发生率约为 3%。而在空军飞行员中晕厥的发生率要高得多，美国空军 20% 的飞行员曾出现过短暂的意识丧失，而我国空军飞行员晕厥的发生率为 14.2%，其中空中晕厥为 4.31%。

根据病因可将晕厥分为以下几类：

（1）反射性晕厥：包括血管迷走性晕厥、直立性低血压性晕厥、颈动脉窦性晕厥、排尿性晕厥、吞咽性晕厥、咳嗽性晕厥、舌咽神经痛性晕厥。

（2）心源性晕厥：包括心律失常、心瓣膜病、冠心病及心肌梗死、先天性心脏病、原发性心脏病、左心房黏液瘤，以及巨大血栓形成、心脏压塞、肺动脉高压等。

（3）脑源性晕厥：包括严重脑动脉闭塞、主动脉弓综合征、高血压脑病、基底动脉型偏头痛。

（4）其他：包括哭泣性晕厥、过度换气综合征、低血糖性晕厥、严重贫血性晕厥等。

2001 年意大利一项前瞻性研究评估了 341 例连续急诊晕厥病例，发现病因分布如下：神经介导的晕厥（血管迷走性晕厥等）占 58%，心脏疾病性晕厥占 23%，神经病性或精神病性晕厥占 1%，不明原因晕厥占 18%。

血管迷走性晕厥是由 Lewis 在 1932 年提出的，是由于体内交感 - 副交感神经调节机制遭到破坏而导致心血管功能失代偿，外周血管收缩能力丧失（外周阻力丧失）和心脏功能抑制（迷走神经张力过强引起的心动过缓）双重机制诱发的晕厥。Lewis 认为外周阻力的丧失是大多数晕厥的主要机制。临床上以是否发生低血压和明显心动过缓来区别血管减压性晕厥和心脏抑制性晕厥。血管减压性晕厥发作时以血压下降为主，不会有明显的心动过缓；而心脏抑制性晕厥是指由迷走神经张力过强介导的以心动过缓为主要机制的晕厥。相对于血管减压性晕厥，心脏抑制性晕厥发作具有突然性，心搏停止时，人仍处于直立位，数秒内即可发生晕厥前症状，6 ～ 8 秒即可发生意识丧失而倒地。在恶性型的心脏抑制性晕厥中，受外伤和突然死亡是额外风险。

（二）诊断与鉴别诊断

晕厥和痫性发作均可导致短暂的可逆性意识丧失，但两者具有不同的病理基础及临床特点，需加以鉴别。临床上有 1/3 伴有抽搐的晕厥患者是由于对癫痫错误的诊断而造成的。当评估晕厥时，航空医师必须先辨别清楚是否是"晕厥发作"，下例病史要点有助于晕厥的鉴别诊断。

1. 体位　当处于直立位时，晕厥会特异性地发生，很少发生于坐位，躺着几乎不会发生，而痫性发作不考虑体位。

2. 先兆过程的长短　血管减压性晕厥的发作（非心脏性）通常有 2～5 分钟的先兆过程，如患者有不舒服感、热感、焦虑和眩晕，随后希望有冷空气或通风换气来缓解。相对而言，如果是痫性发作先兆，持续时间更短。

3. 前驱症状　包括视觉先兆，主诉颜色变暗，出现黄色、白色，漂白现象、黑矇现象或视野缩小（管状视野）提示视网膜缺血。呼吸性先兆可能包括哈欠或深呼吸。胃肠先兆症状包括胃排空、空腹或上腹部不稳定感。常见焦虑、口干、前额和手部湿滑，在收缩压低于 70mmHg 时，可能会发生头晕目眩，但不如晕厥严重，也不会发生周边环境或躯体的旋转感。

4. 晕厥样发作　这种现象是一个持续 10～15 秒，有轻度或没有意识模糊发生的短暂过程；或是一个血管低张力而视野非苍白样变（视野出现白色－颜色丧失，甚至出现蓝色）的事件（晕厥样亏空，syncopal slump）。晕厥样发作时会发生呼吸变浅，但自我察觉不到，意识恢复迅速。发生晕厥倒地的患者可迅速站起来，但难以重复，这是诊断血管迷走性晕厥的特征。

5. 伴随抽搐和尿失禁　在晕厥试验中，当晕厥发生时，脑电图背景频率变慢，波幅降低甚至变平坦，缺乏背景活动。10%～15% 的晕厥患者会发生脸和手的短暂肌痉挛性反射，身体呈强直样姿势或发生其他的短暂痫性样发作活动。这些现象是晕厥发作时伴随抽搐的主要内容，但不是痫性发作。痫性发作是以神经元过度放电为特征的，而不是皮质活动的缺失。这种伴随抽搐更多地反映功能性去大脑状态。另外，约 10% 的晕厥患者经历过尿失禁，如果合并抽搐，有可能导致 1/3 的病例被错误地诊断为癫痫样发作或癫痫。

6. 晕厥发生背景　晕厥的发生与环境关系很重要，如情绪上的心烦意乱、药物的使用、饮酒、躯体疲劳、脱水、治疗过程或其他诱发事件都可能出现，航空医师在确定晕厥确实发生后还必须确定诱因和发生机制。

二、体检方法

由于晕厥尚无有效的评估筛查手段，且难以重现，故主要靠病史询问。病史是诊断晕厥的基础，约 50% 的晕厥病例仅靠病史本身就能鉴别出正确的机制。

病史的检出率不仅靠医师详细询问，还需要受检者真诚配合。由于报名应招的学生都有想当飞行员的迫切愿望，多不会主动陈述自己的病史。针对这一特点，首先需进行正面宣传教育，讲明神经系统对飞行的重要性及与飞行安全的关系，隐瞒病史对自身飞行安全及国家都不利，使受检学生端正态度，尽可能解除不敢向医师如实叙述真实病史的心理，正确配合询问，主动提供病史材料。其次运用启发诱导，避免开门见山，若问"你有没有意识丧失？"会使受检学生马上意识到是在问他有否晕厥史，若问"你倒地后大约多长时间就醒过来了？"如当时确有意识丧失，受检学生马上会说"只数秒就醒过来了"。最后要正确取证，准确结论，对于受检学生说不太清楚的可疑阳性病史，尽可能做病史调查或进行家访，取证后再做出准确结论，避免不负责任的随意淘汰。

特殊检测对诊断晕厥同样重要，如超声心动图、Holter 监测、头颅 MRI 和脑电图等检查对晕厥病因的鉴别具有一定帮助。

此外，在诊断神经性晕厥时，立位倾斜试验有重要价值，通过持续性重力性直体应力，使晕厥复现。立位倾斜试验诊断不明原因性晕厥患者的阳性率只有 50%，而使用药物诱发后可增加阳性反应率和减少所需的试验时间，但同时也可能增加假阳性率。美军的一项研究显示，立位倾斜试验诊断空中晕厥的特异度为 91.8%、敏感度为 38.7%，诊断血管迷走性晕厥的特异度为 47% ～ 92%、敏感度为 85% ～ 100%。

但是，立位倾斜试验也存在以下问题：

（1）缺乏倾斜角度、倾斜时间的统一标准：当倾斜角度为 45° 时，产生明显的假阴性反应；当倾斜角度大于 80° 时，假阳性率明显升高。一般建议选择 60° ～ 70° 作为倾斜角度，持续时间建议 45 ～ 60 分钟。

（2）缺乏可重复性：一项对 36 名立位倾斜试验呈阳性反应的血管迷走性晕厥患者的研究发现，仅有 11 名（31%）在次日检查时重复出现阳性反应。立位倾斜试验中倾斜角度不标准、倾斜时间随意变化、缺乏可重复性是其一直没有被正式推荐为晕厥评估项目的原因。

三、航空医学考虑

多数地面晕厥在空中也可能发生，此外在高空飞行的环境下，一些突发情况如供氧装置障碍可导致缺氧，加速度引起全身血流动力学及血流分布的改变，过度换气使脑血管收缩血流减少，高空减压障碍可引起神经系统症状，因此高空飞行时更容易出现晕厥。

任何原因诱发的飞行员晕厥都可以导致空中失能或飞机失控。据估计血管迷走性晕厥整体的复发率在 30% 左右。复发的危险因素尚未明确，但既往晕厥病史及发作的次数均提示更大的复发风险。因此，不明原因的意识丧失、体位性或症状性低血压、反复发作的血管扩张性晕厥都是不符合飞行标准的。

在美军标准中，以下情况飞行合格：①与静脉穿刺相关的神经源性晕厥单次发作。长时间站立或类似的良性突发事件，持续时间不足 1 分钟，不伴有意识丧失，随后完全快速恢复，不遗留后遗症，并且经航空医师彻底的神经和心血管评估显示没有异常。②缺氧、全身麻醉或其他医学上诱导的生理性意识丧失完全恢复，无后遗症。③在离心飞行期重力诱导的生理性意识丧失，飞行中不当的抗荷动作所引起的生理性意识丧失，除非有证据表明有神经系统后遗症，或者证明其发生与共存疾病或解剖异常有关，经航空医师彻底的神经和心血管评估显示没有异常。

此外，晕厥的预防及治疗药物如 β 受体阻滞剂、东莨菪碱、帕罗西、氟氢可的松或 α 受体激动剂也可能会对飞行造成影响。对大多数良性、几乎不可能在飞行中复发的晕厥应进行航空医学评估，通过适当的检查，排除晕厥的严重诱因后，再经过一个时期的随机观察可进一步提高评估的科学性。

第四节 颅脑损伤

一、概述

（一）流行病学特点

颅脑损伤是由于头部受到外界暴力的击打，接触力或惯性力引起的局部或弥漫性的损伤。无论是平时或战时，都占到全身各部位创伤总数的 20% 左右，发生率仅次于四肢损伤，但病死率和病残率却居首位。美国疾病控制与预防中心（CDC）2003 年的数据显示，每年发生率为 421/10 万，2006 年的数据显示，20 ～ 24 岁年龄组的颅脑损伤和颅脑损伤相关的死亡率分别高达 76.9/10 万和 24.1/10 万。

（二）诊断与鉴别诊断

颅脑损伤有多种分类方法。按伤后脑组织和外界相通与否可分为闭合性损伤和开放性损伤，按受伤的部位与性质可分为脑震荡、脑挫裂伤、脑干损伤、下丘脑损伤、弥漫性轴索损伤、颅内血肿等，按伤情轻重又可分为轻型、中型、重型。后一种分类方式相较能更好地评估病情及判断预后，因此也更适用于航空医学。

目前颅脑损伤轻型、中型、重型的分类主要依据两个方面。一个是 1960 年在我国郑州召开的外科学术会议上提出的根据伤后病情及辅助检查进行的分型，具体内容如下。

（1）轻型：相当于单纯的脑震荡，无或有较局限的骨折。

1）短暂昏迷，不超过 30 分钟。

2）醒后有头痛、头晕等自觉症状。

3）神经系统检查和脑脊液检查无明显改变。

（2）中型：相当于轻度脑挫裂伤，有或无颅骨骨折、蛛网膜下腔出血，无脑受压征象。

1）昏迷在 12 小时以内。

2）有轻度神经系统阳性体征。

3）体温、脉搏、呼吸和血压等生命体征有轻度改变。

（3）重型：相当于广泛的脑挫裂伤、脑干损伤或急性颅内血肿。

1）深昏迷或昏迷在 12 小时以上，意识障碍逐渐加重或出现再昏迷。

2）有明显神经系统阳性体征。

3）体温、脉搏、呼吸和血压等生命体征有显著改变。

由于重型患者中有时伤情悬殊较大，因此 1978 年在南京召开的学术会议上，从重型中又单独分出特重型，其标准为：①脑原发性损伤严重，伤后即深昏迷，呈去大脑强直状态，或伴有其他脏器伤、休克等情况；②已有晚期脑疝症状，包括双侧瞳孔散大、生命体征严重紊乱或呼吸已近停止。

另一个是依据昏迷程度，由英国格拉斯哥大学 Teasdale 和 Jennett 提出的格拉斯哥评分量表（Glasgow coma scale，GCS），以睁眼、言语应答和肢体运动三种反应为评价指标分别计分，根据总分值将颅脑损伤分为轻型、中型、重型及特重型。GCS 能更科学地判断预后及指导治疗，加之简单明了、易于掌握，是目前被最为广泛运用的量表，但不足之处在于没有考虑生命体征变化及影像学改变，因此对于外伤后并发症如继发性癫痫的预测效果不佳。

二、体检方法

由于任何类型的颅脑损伤都会一定程度地增加癫痫的发病风险，因此在采集病史时，如何准确地鉴别是否属于颅脑损伤是检查的关键。绝大部分人在儿童时期都会有头部磕碰的经历，而这种磕碰多数只是皮外伤，只有极少一部分有意识丧失或脑组织损伤。除详细询问受伤期间有无昏迷以外，受伤的方式、受伤的部位、治疗的经过、辅助检查等都有助于判断当时的病情。多数人受伤时都是年纪很小的时候，对事情的整个经过未必很了解，因此当我们不能除外有颅脑损伤时，一定要向其父母求证，如学员当时有住院治疗，还可对住院病历进行调查。这样才能做出准确结论，避免不负责任地随意淘汰。

三、航空医学考虑

航空医学关注两个主要方面：一个是神经系统的后遗症和神经认知功能的缺失；另一个是癫痫引发突然失能的风险。神经认知功能的缺失可以通过适当的测试评估出来，而癫痫的风险则难以预测。

外伤后癫痫可在伤后任何时间发病，但 50% 以上的首次发作是在伤后 1 周之内，而少数患者首次发作在 15 年甚至更久之后。Annegers 等完成了一个回顾性研究，他调查了 1935 ～ 1984 年明尼苏达州的某地发生颅脑外伤的人群。Annegers 的方案是将意识丧失（LOC）、头骨骨折和脑损伤考虑在内，将颅脑外伤人群分为轻型、中型、重型，其中中型、重型颅脑损伤的区别是昏迷时间是否超过 24 小时，其余标准与上述我国的分型标准基本相同。依据这个分型，Annegers 发现，相较于正常人群，继发于轻型颅脑外伤的癫痫 5 年内发生风险是增加的，继发于中重度颅脑损伤的癫痫 10 年内发生风险同样也是增加的。其中，无明显原因的癫痫在人群中的发病率约为每年 66/10 万，继发于轻度颅脑损伤的首次癫痫 5 年内发病率约为每年 189/10 万，95% 置信区间为 0.061 ～ 0.439；中度颅脑损伤约为每年 409/10 万，95% 置信区间为 0.146 ～ 0.860；重度颅脑损伤 5 年内发病率约为每年 1019/10 万，95% 置信区间为 0.512 ～ 1.952，可以发现各型颅脑损伤后癫痫的发病率相较于正常人群都升高了，但都有相对较宽的置信区间。

穿透性脑损伤后癫痫的发作风险更高。一项对越南战争退伍军人的回顾性研究显示，穿透性脑损伤后癫痫 15 年的发生率为 53%，其中 7% 在外伤 10 年后才首次发生癫痫。此外，癫痫的发生率还与脑容积的丢失量呈相关性，脑容积丢失量小于 25ml 的癫痫发生率为 42%，脑容积丢失量大于 75ml 的癫痫发生率可达 80%。而癫痫存在 21 年之后，有 74.7% 的患者可能永久性存在。另外一项对伊拉克 - 伊朗战争（1980 ～ 1988 年）的回顾性研究也肯定了该结论。

上述研究可以很好地预测脑损伤后癫痫的发作风险，但是仍然局限于缺乏现代的影像学信息。影像可以提供预后信息。CT 分类与患者预后有很强的相关性，一些预后不佳的弥漫性损伤患者，CT 分类为Ⅲ（肿胀）或Ⅳ（错位）。MRI 可以显示出脑挫裂伤伴神经胶质细胞增生及含铁血黄素颗粒，而这与外伤后癫痫的发生有一定的关联性。因而，神经影像对轻度或中度颅脑损伤后癫痫的发生率提供了可靠的评估依据。

在颅脑损伤之后可出现分子生物学上的一些异常情况，如基因表达在神经递质受体和离子通道的改变、神经变性、炎症反应，还有少数人有血 – 脑屏障的改变等，一种能够检测出高风险的外伤后癫痫生物标记（PTE）正在研究中，这种生物标记可能对外伤后癫痫的预测有重要的意义，这种技术目前并不成熟，不能提供有用的信息，但将来可能会有广阔的发展空间。

对于重型颅脑损伤或开放性颅脑损伤的患者，临床上可考虑预防性应用抗癫痫药，然而对于航空医学则是不允许的，因为药物不仅会对他们的中枢神经的认知功能和警觉性产生影响，还会有潜在的撤药痉挛的危险。此外，执行飞行任务的环境（睡眠中断或剥夺、缺氧）可能也在一定程度上增加癫痫的发生风险。

第 9 章

自主神经系统疾病

第一节　皮肤划痕症

一、概述

（一）流行病学特点

皮肤划痕症是荨麻疹的一种特殊类型，又称人工荨麻疹，当患者皮肤受到外界较弱的机械刺激时，在交感神经和副交感神经共同作用下，肥大细胞释放出组胺类物质，导致毛细血管扩张及通透性增强，血浆、组织液渗透至皮下，出现高出皮面的风团样水肿，边缘伴有红晕现象。皮肤划痕症一般分为单纯性皮肤划痕症和症状性人工荨麻疹，前者无不适感，通常在 10 多分钟内消失，属于皮肤对机械性刺激的异常反应，人群的发病率为 2%～5%，后者伴有皮肤瘙痒等症状，病程迁延，易反复发作。皮肤划痕症是自主神经功能减弱或失调的一种体征，部分荨麻疹、血管性水肿及过敏性休克患者皮肤划痕症检查可能呈阳性，其预后较好，半数以上可在 2 年内痊愈。在招飞体检中，医师用骨针或钝竹签在受检者胸、背部缓慢而稍加用力地划一道线，若被划处出现高出皮面的风团水肿，边缘处红晕增宽，且超过 30 分钟不消失，则诊断为阳性，两次检查阳性者淘汰。

研究显示，山东、河南两省 2002～2005 年 4236 名高中毕业生皮肤划痕症试验统计，阳性者 93 人，占 2.2%。2002～2004 年四川、重庆两地 5558 名招飞青年皮肤划痕症发病率调查显示，其阳性率为 4.66%。皮肤划痕症不同地域的发病率有差异，但多在 2%～5%。1999～2007 年济南空军招飞体检复检中神经精神科调查分析显示，皮肤划痕症居神经科淘汰原因第 1 位，占 40.4%。2012～2015 年定选的疾病统计结果中，皮肤划痕症同样居神经科淘汰人数首位，占 29.3%。无论是复检还是定选，皮肤划痕症都是神经科淘汰人数最多的病因。

（二）诊断与鉴别诊断

皮肤划痕症是检查自主神经功能的一个重要手段。自主神经系统对维持机体正常的生命活动和内环境稳定起着重要的作用，但由于其结构复杂、支配广泛，任何单一的检查都很难对其做出精确的评估。因此，当出现皮肤划痕症阳性时，还应该结合以下检查综合评估其自主神经功能稳定性。

1. 皮肤、黏膜　颜色（苍白、潮红、发绀、红斑、色素沉着等）、质地（光滑、变硬、增厚、变薄、脱屑、干燥、潮湿等）、温度（发热、发凉）及水肿、溃疡、压疮等。

2. 毛发和指甲　多毛、毛发稀疏、局部脱毛，指甲变厚、变形、脱落等。

3. 出汗　全身或局部出汗过多、过少或无汗等。

4. 瞳孔　大小、形态、对光反射、调节反射等。

5. 心血管系统　直立性低血压。

6. 胃肠道功能　便秘、腹胀、腹痛、腹泻、胃下垂等。

7. 泌尿系统　尿急、尿频、排尿困难、尿失禁、反复尿路感染、膀胱胀、尿潴留等。

8. 四肢　肢体疼痛、麻木、震颤、共济失调、步态不稳等。

9. 特殊检查　竖毛反射、眼心反射、弯腰试验、卧位反射、立位反射、颈动脉窦过敏试验、立位耐力试验（详见第7章）。

二、体检方法

用骨针的钝端在躯体皮肤的对称部位以中等速度稍重而不引起疼痛的力量划过，不久即出现红色划痕反应。一般划痕后的潜伏期为3～5秒，持续时间为8～30分钟。无明显红晕增宽、水肿、隆起，属正常范围。如划痕出现的时间快、持续时间延长或局部出现红晕明显增宽、水肿、隆起即为皮肤划痕症。

三、航空医学考虑

皮肤划痕症阳性对飞行的影响主要有以下三方面：第一，皮肤划痕症是自主神经功能失调的一种表现，而自主神经功能失调还可能伴随血压异常变化、心动过速或过缓、手足多汗、手指震颤、呼吸道水肿甚至窒息等症状，这些症状也都会对飞行产生影响。第二，荨麻疹本身的瘙痒会分散飞行员的注意力；治疗荨麻疹的大多数药物都有镇静催眠的作用，服用这些药物可能会影响飞行。第三，航空医学关注的不是受检者是否出现皮肤划痕症阳性，而是其是否伴有严重的瘙痒症状，是否需要药物治疗，伴随的自主神经功能异常又会对飞行造成哪些不良影响等。

衣服紧压处也容易发生风团，发病时局部灼热、瘙痒明显，特别是飞行员在高空紫外线刺激下或身着抗荷服飞行时，出现皮肤风团后对其注意力影响较大，同时可能伴发其他免疫性疾病。野外复杂环境，如海洋、森林、沙漠、强紫外线等，容易诱发皮肤划痕症。

由于皮肤划痕症病因不明，不同个体症状差异大，对飞行影响程度不同，且其具有自愈性，患者平均2～3年可自愈，故《美国空军医学标准指导》中没有提及皮肤划痕症检查，也未将皮肤划痕症作为淘汰的单一标准。但这并不意味着皮肤划痕症阳性者均符合飞行要求，对于伴明显瘙痒的症状性皮肤划痕症，根据"严重、难治性荨麻疹不合格"这条标准，显然是不合格的。若治疗药物含有镇静催眠成分，治疗过程中需暂停飞行，直至症状好转治疗结束。

四、附图

皮肤划痕症的图例如图 9-1 ～图 9-2 所示。

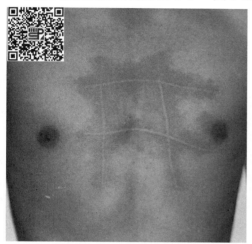

图 9-1 皮肤划痕症，划痕两侧红晕增宽，划痕处皮肤隆起

图 9-2 皮肤划痕症，划痕两侧红晕明显，划痕处皮肤不明显

第二节 特发性震颤

一、概述

（一）流行病学特点

特发性震颤（essential tremor，ET）是神经内科常见的运动障碍性疾病之一，人群患病率为 0.41% ～ 3.92%，其发病率是帕金森病的 2 倍，且随着年龄增长而逐渐增加，ET 的发病年龄可能呈现两个高峰：40 岁之前和 60 岁之后。高龄及 ET 家族史是该病最重要的危险因素。

ET 是一种原因不明、具有遗传倾向的常见运动障碍疾病，其发病原因及机制目前尚不清楚。该病是在遗传与环境多因素作用下病因复杂的疾病，约 60% 的患者有阳性家族史。已知与 ET 发病易感性和临床特点相关的基因主要有 *DRD3* 基因，*EMT1*、*EMT2*、*EMT3* 基因。*DRD3* 基因的功能变异与 ET 的发病易感性相关，*EMT2* 基因编码运动神经元和浦肯野细胞连接蛋白，其变异导致 ET 的临床症状。此外，还有一些候选基因被认为可能与 ET 相关。ET 相关的环境因素包括饮食中含有的神经毒素、重金属铅、吸烟等。N- 甲基 -D- 天冬氨酸受体调节异常在 ET 发病环节中起重要作用。ET 患者存在小脑神经元及其神经联系通路的损害。以往认为 ET 临床表现呈良性过程，不造成其他严重病变，因而该病又称为良性特发性震颤。

（二）诊断与鉴别诊断

1. 临床表现 ET 主要表现为上肢远端（90% ～ 95%）姿势性或运动性震颤，也可累及头部（30%）、下肢（10%～15%）、声音（20%）等。ET患者存在明确的认知功能障碍，如注意力不集中、工作记忆差、语言不流利、执行能力下降等。老龄ET的认知障碍与痴呆相关。ET伴随抑郁的发病率比普通人群高2倍，症状比普通抑郁症严重。最常见的表现是乏力、工作困难、缺乏兴趣、睡眠障碍。ET患者存在明显的平衡障碍，与发病年龄和患者年龄相关。ET患者自身平衡信心低，易跌倒。ET患者中还发现存在焦虑、听力下降、嗅觉减退、睡眠障碍等非运动症状。

2.解剖特点及辅助检查　ET患者存在广泛的白质和灰质改变。其主要受损部位位于小脑，其他受损部位存在于脑干、红核、丘脑、基底核等，头部震颤的ET患者小脑蚓部明显萎缩，上肢震颤的患者有小脑蚓部灰质体积减小。大脑铁沉积明显，主要沉积在ET患者的双侧苍白球、黑质及右侧齿状核。功能成像发现小脑－丘脑－皮质通路的局部大脑血流及代谢异常。

（1）结构成像：包括基于体素的形态学分析（VBM）、弥散张量成像等。VBM显示ET患者的尾状核、颞极中央、颞上回、岛叶体积缩小。双侧小脑半球、小脑蚓部、额叶、枕叶、右侧顶叶灰质萎缩。ET患者的弥散张量成像发现，小脑齿状核、小脑上脚区部分各项异性分数降低，平均弥散系数升高。

（2）功能成像：磁共振波谱成像（MRSI）、正电子成像（PET）等。ET患者小脑皮质、丘脑的乙酰门冬氨酸／总肌酸量（NAA/TCr）下降。ET患者小脑血流量增加。丘脑及髓质糖代谢亢进。

3.诊断标准与鉴别诊断

（1）核心诊断标准：①双手及前臂明显且持续的姿势性和（或）动作性震颤；②不伴有其他神经系统体征；③仅有头部震颤，但不伴有肌张力障碍。

（2）支持诊断标准：①病程超过3年；②有阳性家族史；③饮酒后震颤减轻。

（3）排除标准：①存在引起生理亢进性震颤的因素；②正在或近期使用过可能导致震颤的药物，或处于撤药期；③起病前3个月内有神经系统外伤史；④有精神性（生理学）震颤的病史或临床证据；⑤突然起病或病程呈阶梯式进展恶化。

ET主要与震颤相关的全身性或其他神经系统疾病相鉴别，如帕金森病、小脑病变、甲状腺功能亢进、心理因素及药物、酒精中毒所致的震颤等。

二、体检方法

震颤是ET的主要症状，也是疾病早期的唯一症状。震颤通常由上肢开始，一般为姿势性震颤或运动性震颤。姿势性震颤是在身体某一部位抵抗重力以保持一定姿势不动时出现，可让受检者保持双手平举、手指张开的姿势，典型的震颤是手节律性外展内收样震颤，也可屈曲样震颤，震颤的频率为4～8Hz，起病时频率稍高，为8～12Hz，随着病程和年龄增加，频率逐渐降低，幅度逐渐增加。若震颤较细微，不易察觉，可将一张纸放在受检者手背上辅助观察。震颤也可能在指向目标的运动中加重，因此可让受检者用手指指向前方某一固定点，观察运动过程中尤其是快到达目标点时的震颤。部分ET患者合并头部、舌的震颤，这时可让其舌前伸或眼睛盯住前方某一固定的点，可观察到其舌及头部的震颤。

三、航空医学考虑

飞行是一个特殊的职业，需要人机合一，有许多仪器及飞行技术需要精细的动作完成。飞行任务是高度紧张状态下完成的，对飞行员的心理素质要求很高，而 ET 患者在紧张状态下症状会明显加重，可能会严重影响精细动作的完成，越不能完成任务越紧张，形成心理－行为的正反馈刺激，无法正常完成任务，严重者导致空中失能。因此，ET 患者的震颤对飞行员的精细操作影响很大。若合并较严重的非运动症状，飞行员的工作、生活质量均下降。应建立量化评分，对不同阶段、不同程度的 ET 飞行人员进行评估。

随着病例累积的增加，人们发现 ET 的临床演变并非总是良性过程，病情严重者往往是随着震颤幅度的增加而出现明显的功能障碍，如无法完成正常书写、无法当众讲话，甚至不能独立进食和穿衣，严重影响患者的社会活动、工作能力和日常生活能力。此外还有研究发现，ET 患者也可以出现小脑症状如共济失调和辨距不良步态，以及认知功能损害、抑郁症、焦虑症、听力损害、嗅觉减退等非运动症状。ET 患者的生活质量明显下降，抑郁、震颤、认知是导致生活质量下降的主要原因。

ET 还与帕金森病相关，约 6.1% 的 ET 患者同时合并帕金森病，而 ET 未来发展为帕金森病的风险也明显增加，是普通人群的 3 ～ 13 倍。此外，ET 患者在 65 岁以后发展为痴呆的可能性几乎是普通人群的 2 倍。震颤在发病 10 ～ 20 年后会影响一般活动，随年龄增长其严重程度增加。

第三节　多　汗　症

一、概述

（一）流行病学特点

多汗症是以机体过度出汗为特征的临床疾病。中枢神经系统调节功能紊乱使交感神经系统发出过多过强的兴奋刺激，指令汗腺大量分泌汗液。出汗神经调节通路起源于下丘脑前区，经由脑干侧索内侧区下行至脊髓内侧柱神经节前神经元突触，胆碱能交感神经纤维能够支配调节体表外分泌汗腺。多汗症的病因目前尚不清楚。可能是由于出汗通路（边缘叶的扣带回－下丘脑－交感神经）功能紊乱导致机体过度出汗。最近有学者对多汗症患者的交感神经节进行了免疫组化分析，发现其交感神经节较正常人粗大，并表达高水平的胆碱受体。手和腋部多汗症的管辖神经为胸神经。

据流行病学调查，美国人群中多汗症患病率约为 2.8%，其中腋窝多汗症患病率为 1.4%，手掌多汗症患病率为 0.5%。在人群中总发病率可达 1% 以上。约有 30% 的患者有家族史。好发年龄见于 25 ～ 64 岁，无性别差异。

（二）诊断与鉴别诊断

原发性多汗症的病因尚不清楚。根据起病原因可分为原发性多汗症和继发性多汗症；根据发病范围可分为全身性多汗症和局部性多汗症。

　　1. 原发性全身性多汗症　以机体出汗量超过正常体温调节所需、多汗症状累及全身为特征，其可表现为机体在低度刺激状态下出现体液过度丢失，从而导致潜在性的脱水或电解质丢失。皮肤汗液较多，容易发生擦破、汗疹、毛囊炎等并发症。

　　2. 原发性局部性多汗症　表现为双侧、相对对称的局部多汗症状，少数也可仅发生于一侧或身体某一小片部位。与运动和高温环境引起周身体温调节性出汗不同的是，原发性局部性多汗症发病部位多出现在手掌、脚掌、腋窝、头面部及会阴部。部分患者手足皮肤除湿冷外，还可呈苍白色或青紫色，偶可并发水疱及湿疹样皮炎。

　　3. 继发性全身性多汗症　是由机体某些特异性疾病引起的，如甲状腺功能亢进、糖尿病、女性更年期、垂体功能减退、霍奇金病、肾上腺髓质瘤、中枢神经系统肿瘤、结核、心内膜炎、变异性心绞痛等。也可由药物引起，如抗癫痫药、三环类抗抑郁药、氟西汀和5-羟色胺再摄取抑制剂、阿片类、阿昔洛韦等。继发性局部性多汗症可继发于周围神经病、脊髓疾病、胸部肿瘤、脑血管病、皮肤病等。

二、体检方法

　　多汗症的主诉和症状就是多汗。原发性多汗症具有一条主要标准和在6条次要标准中具有2条以上者即可确诊。

　　主要标准：过多地出汗至少要6个月以上。

　　次要标准：①出汗为双侧或对称性分布；②影响日常生活；③出汗频繁，至少每周发作一次；④开始发病年龄在25岁以下；⑤有家族史；⑥睡着后出汗停止。

　　鉴别诊断：其他继发病因导致的多汗症。

　　可利用淀粉碘酒试验、温度调节出汗试验、皮肤传导试验等客观试验评估疾病的严重程度。也可利用加拿大多汗症评估量表（HDSS 总分4分）进行评价，将手汗分为4级：0级，平时无汗，或在紧张、炎热等特殊情况下轻微出汗；1级，平时轻微出汗，或在紧张、炎热等特殊情况下明显出汗，但不影响生活；2级，平时明显出汗，或在紧张、炎热等特殊情况下较多出汗，轻度影响生活；3级，平时大量出汗，或在紧张、炎热等特殊情况下指尖不断滴汗，严重影响生活。

　　此外，由于多汗是自主神经功能不稳定的一种表现，故对于出汗较多的学员，还应结合皮肤黏膜、毛发、胃肠道、心血管系统及一些特殊检查（如皮肤划痕症、眼心反射、卧立位血压、立位倾斜试验等）综合评估。

三、航空医学考虑

　　多汗症是以局部或全身排汗异常增多为特征的临床疾病，可不同程度地影响患者的身心健康乃至工作、学习和社会交往活动。局限性多汗以手掌最为多发，一些学生在考试时甚至需要经常用纸巾擦拭手掌以免将试卷弄湿，而在飞行这种高度紧张的状态下更容易诱发出汗，手掌湿润显然会对飞行操作产生一定的影响。此外，由于飞行时需穿戴抗荷服，皮肤表面的汗液不容易蒸发，长期处于高湿度的环境下，同时还有抗荷服加压、摩擦等，容易引发水疱、湿疹等皮肤病。

第10章

其他体征异常及病史

第一节　瞳孔异常

一、概述

（一）流行病学特点

瞳孔的功能是控制进入眼内光线的量，双侧瞳孔应该等大、等圆、规则，位于虹膜中心，并且具有特定的反射性反应。瞳孔的收缩与开大是由交感神经和副交感神经支配的，瞳孔大小最主要取决于光照强度和眼所聚焦的部位。正常瞳孔的直径在 2～6mm，在普通环境光线下，瞳孔的直径一般为 3～4mm。不同年龄段瞳孔的大小有轻微差异，青春期和年轻人瞳孔略大，一般为 4mm。

（二）诊断与鉴别诊断

1. 瞳孔不等大　双侧瞳孔一般是等大的，当瞳孔直径相差超过 0.25mm 时才会被注意到，而差别达 2mm 则被认为有显著差异。15%～20% 的正常人可存在生理性的瞳孔大小不等，双侧瞳孔直径差别一般小于 1mm，大小不等的程度在明亮和黑暗环境下保持相对不变，且瞳孔对所有刺激和滴注药物的反应是正常的。正常情况下，眼球极度侧视状态下，外展眼球瞳孔扩大，内收眼球瞳孔缩小，此时可出现短暂的生理性瞳孔不等大（Tourney 瞳孔现象）。眼球局部外伤导致的外伤性虹膜麻痹可引起单侧瞳孔扩大（表 10-1）。

双侧瞳孔不等大时进行判断的流程见图 10-1。

表 10-1　几种瞳孔不等大在不同光线下的变化

病因	环境光线	强光	暗光	结论
生理性瞳孔不等大	● ●	● ●	● ●	在各种情况下的相对不对称
右侧 Horner 综合征	● ●	● ●	● ●	在暗处更为不对称，异常的瞳孔不能扩大
左侧动眼神经不全麻痹	● ●	● ●	● ●	在强光下更为不对称，异常的瞳孔不能缩小

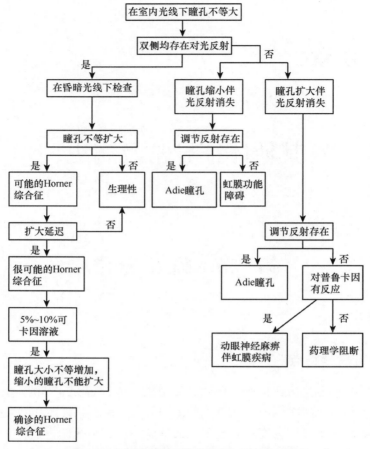

图 10-1 双侧瞳孔不等大时进行判断的流程

2. 瞳孔扩大   瞳孔直径大于 6mm 为瞳孔扩大。双侧瞳孔扩大的常见原因包括焦虑、恐惧、疼痛、近视和药物作用，此外，中脑病变、昏迷患者也可继发双侧瞳孔显著扩大。

瞳孔扩大的原因：副交感神经损害（即动眼神经损害）、Holmes-Adie 综合征、Parinaud 综合征（高位中脑损害）、自主神经病、用阿托品和其他扩瞳药物、苯丙胺（双侧）、脑死亡、虹膜创伤（通常形状不规则）、正常婴儿（双侧）。而在焦虑、恐惧、抑郁、疼痛、近视等情况下，也会出现瞳孔相对扩大。

3. 瞳孔缩小   瞳孔直径小于 2mm 为瞳孔缩小。涉及神经系统疾病的瞳孔缩小的病因主要有 Horner 综合征、神经梅毒、糖尿病脑桥损害、使用毛果芸香碱和缩瞳孔药物、有机磷中毒、使用阿片类药物、自主神经病、正常老年人。眼的外部疾病也常常继发瞳孔缩小，如眼外伤、角膜或眼内异物可导致瞳孔括约肌痉挛，从而出现痉挛性或刺激性瞳孔缩小。其他引起瞳孔缩小的眼科疾病包括虹膜睫状体炎、虹膜创伤（通常形状不规则）、瞳孔近反射痉挛、瞳孔开大肌麻痹（眼交感神经麻痹）、慢性前房缺血、Adie 瞳孔、使用缩瞳孔剂等。

4. 瞳孔形状不规则　正常瞳孔呈正圆形，边缘光滑、规则。瞳孔形状的轻度改变，如椭圆形瞳孔、边缘轻度不规则、呈锯齿状或轻度凹口等对于神经系统疾病的诊断都是有意义的，继发性的瞳孔形状异常通常由眼部疾病所致，虹膜炎、虹膜粘连、先天性缺损、眼外伤或眼科手术等均可导致瞳孔形状不规则。

5. 瞳孔反射异常　瞳孔反射的评价主要包括光反射和调节反射。正常瞳孔对于光线会迅速做出收缩反应，调节反射包括晶状体变厚、双眼汇聚、瞳孔缩小。

瞳孔光反射减弱的原因：动眼神经损害、视神经损害（一种早期及晚期的特征）、视交叉损害（除晚期外，为轻度和不连续性）、Argyll Robertson 瞳孔、Parinaud 综合征（高位中脑损害）、眼病引起的视力损害、非常小的瞳孔、虹膜创伤。

二、体检方法

对于瞳孔大小的判定，精确的测量非常重要，估测是很不准确的，应该用瞳孔标准尺或毫米尺进行测量，而特殊的瞳孔相机在测量瞳孔时精确度可达到 0.1mm。

检查瞳孔的光反射时，应该对每一只眼分别进行检查。让受检者注视远方以避免近反射干扰，检测光从侧方照入。瞳孔检查常见的错误是让受检者注视近处，如检查者的鼻子或手指，这样同时给予了光刺激和近距离刺激，即便存在光反射减弱或消失，瞳孔也会因为注视近物而相应地收缩。一定要注意光线柔和稳定、双侧的对称性，有相当一部分考生在参检前为了提高视力，使用眼药水，如润舒滴眼液、润洁滴眼液等，注意询问，并给出一定时间，待药物作用消失后，复检。经验指出：凡肉眼能观察到两侧瞳孔明显不等大者，一般已超过 1mm。

检查瞳孔的调节反射时，先让受检者注视远方而使汇聚动作放松，然后转而注视近物。

三、航空医学考虑

在飞行环境下，由于强光刺激、光线复杂改变，形态或功能有异常的瞳孔在复杂的环境下可能难以快速适应。对于继发性的瞳孔不等大，应结合原发病进行评估。而体检中由于时间及设备的限制，很多瞳孔异常很难明确原因，此时重要的是区分其是生理性的还是病理性的，需要仔细检查瞳孔大小、形状及反射，同时详细询问病史。如眼眶部、头部有明显的外伤史，更要从严掌握。在边缘问题上，强调不等大、不等圆、变形，一侧光反射、调节反射迟钝或消失的情况。

四、附图

详见图 10-2 ～图 10-5。

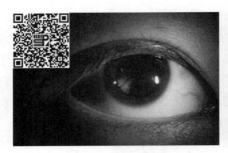

图 10-2　瞳孔扩大

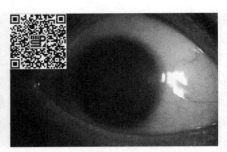

图 10-3　瞳孔闭锁

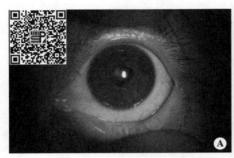

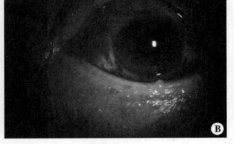

图 10-4　虹膜睫状体炎导致的瞳孔不规则

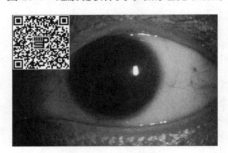

图 10-5　瞳孔移位

第二节　反射异常

一、概述

（一）流行病学特点

反射是神经系统的基本活动方式。人体在大脑皮质的控制和调节下，对内外环境各种刺激所产生的反应称为反射。即感受器接收刺激，将刺激转变为神经冲动，然后经过一系列神经元的突触传递，最后将冲动传至效应器发生反应。参与完成反射活动的全部解剖结构称为反射弧，典型的反射弧包括感受器、传入神经元、中间神经元、传出神经元、效应器。

反射通常可以分为非条件反射和条件反射。非条件反射是先天遗传性的反射活动，这种反射只要有具体的刺激就可以产生，不需要特殊条件后天习得，如新生婴儿嘴一接触奶头就有吸吮动作的吸吮反射，食物进入口腔引起的唾液分泌反射，角膜受异物刺激时引起眼睑迅速闭合的角膜反射，还有膝反射、跟腱反射、腹壁反射等。条件反射是后天获得的，是通过后天活动习得并逐渐完善的，如人在吃酸杨梅时可引起唾液分泌，由此记住了杨梅的颜色和形状，在下次看到杨梅时就会引起唾液分泌，即"望梅止渴"。本节仅讨论非条件反射。

非条件反射有四种不同的分类标准。按生理功能可分为防御反射、摄食反射及姿势反射；按反射弧的通路可分为单突触反射、多突触反射；按效应器可分为躯体反射、内脏反射、躯体－内脏反射、内脏－躯体反射；按感受器可分为外感受性反射（即浅反射）、内感受性反射（即深反射）。

浅反射是皮肤或黏膜受到伤害性刺激或触觉刺激时，诱发肢体同侧的肌肉屈曲反射，如足跖反射、腹壁反射和提睾反射。浅反射有以下几个特点：首先，浅反射具有比较宽阔的感受野，这与Ⅱ、Ⅲ、Ⅳ类传入神经纤维的广泛分布相关；其次，浅反射通路经多突触传递，屈肌收缩的同时伴随着伸肌的舒张；最后，浅反射为皮质性反射，其传入纤维在构成阶段性皮质下反射弧的同时上行入皮质，再经皮质下进入锥体束内下行，所以锥体束损伤以后，浅反射减弱或消失，这与深反射截然不同。

深反射是指需急促敲打特定肌腱或肌肉导致肌肉短促牵张而引起的反射，接受这种刺激的感受器称为本体感受器。深反射必须依赖牵张反射弧的完整性，所以深反射本质上与肌张力一样同属于牵张反射。最常检查的深反射是腱反射、骨膜反射。腱反射是一个容易引出的牵张反射，用叩诊锤轻轻敲打肌肉或肌腱，内部的本体感受器受到牵张刺激产生神经冲动，沿着Ⅰ类传入纤维传至中枢部分，并在中枢内直接与运动神经元形成突触，运动神经元支配骨骼肌产生收缩反应。同浅反射相比，腱反射是一种仅由感觉和运动两个神经元构成的单突触反射，冲动传入的特点是潜伏期短、传导速度快、没有后放作用。

（二）诊断与鉴别诊断

机体在某一时间同时进行着多种反射活动，为适应机体活动需要，各种反射有条不紊地相互配合，表现出高度的协调性。这种协调建立在中枢神经系统整合基础上，其是兴奋与抑制矛盾对立、平衡统一的过程。当这种平衡统一被打破之后，就表现为反射异常。反射异常包括反射的减低或丧失、反射活跃或亢进、反射倒错、病理反射。

1. 反射减低或丧失　如果检查时发现不能引出，不要马上下腱反射丧失的结论，应当反复多次进行检查，并变化体位再行检查及用加强法检查，当用这些方法均不能引出时则可以判定为腱反射丧失。判断腱反射减低比丧失要困难，当怀疑有腱反射减低时，必须进行两侧比较。当发现一侧腱反射明显减低且两侧程度相差悬殊时，则可视为该侧腱反射减低；如果两侧腱反射均较弱，则可进行连续叩击；如很容易出现反射疲劳，结合反射减低极为明显，可以认为是病理性的。

任何可以阻断或消减神经冲动在反射弧上的传导过程都能导致反射减低，减低的程度与病变的严重程度成正比。临床上常见的病因有 4 个方面：周围神经或神经根病变、脊髓病变、肌肉病变和中枢神经休克期。

2. 反射活跃或亢进　腱反射活跃是指比正常的腱反射强度大，但一般反射区域并不扩大，仍局限于该反射的诱发范围内。腱反射亢进是指除了反射增大之外，还伴有反射野的扩大，腱反射活跃尚属于生理范畴，腱反射亢进则属于病理范畴。

腱反射亢进无固定的判断标准，一般可以根据三种情况进行辨别：①两侧对比。当一侧腱反射较对侧增强，同时伴有反射域的扩大时，则可以认为此侧腱反射亢进。②有无多动性反射。当引出腱反射时产生一连串的肌肉节律性收缩，即当叩击肌腱时引起的反射性肌肉收缩不是一次性收缩，而是连续的肌肉收缩，这种现象称为多动性反射，也称为痉挛，这是反射极度亢进的一种现象。③是否出现非生理现象。如除正常的生理反射外还伴有正常不易引出的非生理性反射，如头后仰反射、单侧的指屈曲反射、足屈曲反射等。指屈曲反射如果双侧出现，则需全面分析才能确定是否属于病理反射。

引起腱反射亢进的病因有脑血管病、颅内肿瘤、肌萎缩侧索硬化症、联合硬化症、多发性硬化、脊髓空洞症、脊髓炎、脊髓肿瘤、蛛网膜炎、外伤等。腱反射亢进的部位有助于定位诊断。

3. 反射倒错　是指反射引起的肌肉收缩不在本来应当出现反射的肌肉，而是在拮抗肌或附近的肌肉上。例如，检查肱二头肌反射时不出现肘关节屈曲，反而引起肱三头肌反射伸肘，这种反射必须是在肱二头肌腱反射消失的前提下才出现。关于反射倒错的机制目前有两种观点：一是认为叩击处的刺激传入脊髓前角发生扩散，同时引起拮抗肌的收缩；二是认为叩击肌腱产生牵张反射，这种牵张反射同时影响主动肌与拮抗肌，主动肌的麻痹使得拮抗肌收缩。

反射倒错包括桡骨膜反射倒错、肱二头肌反射倒错、肱三头肌反射倒错、尺骨骨膜反射倒错、膝腱反射倒错、跟腱反射倒错、假性反射倒错。

4. 病理反射　是生理性浅反射、深反射的反常形式，其中多数属于原始的脑干和脊髓反射，所以在婴儿出生后到 2 岁尚可引出这些反射。随着神经系统的发育成熟，锥体束和锥体外系逐渐完善形成髓鞘，这些原始反射受到抑制，所以正常人不能引出。当锥体束和锥体外系病变时，失去了对此类反射的抑制作用，原始的反应类型又再次出现，即病理反射。在某些腱反射比较活跃的人或兴奋占优势的神经官能症患者中，常可引出两侧屈肌组病理反射，可以认为这是生理性牵张反射的亢进现象。因此，只有在伴随其他锥体束体征或仅异常屈肌组病理反射阳性时才有意义。

病理反射包括口轮匝肌反射、吸吮反射、Chvostek 征、下颌反射、头后仰反射、掌颌反射、角膜下颌反射、Babinski 征、Babinski 征的等位征（Pussep 征、Chaddock 征、Oppenheim 征、Gorden 征、Schaeffer 征、Gonda 征、自发性 Babinski 征）、屈腕反射、屈指反射、Hoffmann 征、Rossolimo 征、Bechterew 反射、胫骨后肌反射、强握反射、钟摆样反射、脊髓自动反射。

二、体检方法

反射虽然分为很多种，但体检中常规检查包括浅反射和深反射两种。在做反射检查时，如检查方法不当或患者不能完全配合，容易影响检查结果，故检查时应注意以下几点：

（1）做反射检查时应首先了解此项反射的临床意义，更应了解所检查的反射弧的组成，以便分析病变部位及性质。

（2）检查时双侧肢体应当充分暴露，并两侧对比。

（3）嘱受检者放松心情，充分松弛肢体，可根据情况选择合适的体位进行检查，如卧位、单腿跪立、双腿跪立。

（4）叩诊过程要依靠手指和腕的动作完成，叩诊强度要适当。

（5）检查时应当做到双侧肢体的姿势一样、叩诊部位一样、叩诊的手法及强度一样。

（6）如果发现腱反射丧失，必须转移受检者的注意力，使用加强法进行反复多次检测，通过加强法或变换体位等方法仍不能引出时，可视为腱反射丧失。

（7）注意被检查的部位有无外伤、瘢痕、关节畸形、挛缩、炎症等。

（8）做腱反射时可同时注意肌固有反射是否减低、丧失或亢进，以便参考。

三、航空医学考虑

腱反射异常常提示相应的肌肉、肌腱或支配其运动的神经出现异常。任何可以阻断或消减神经冲动在反射弧上的传导过程都能导致反射减低，减低的程度与病变的严重程度成正比。而腱反射亢进、病理反射则往往提示锥体束和锥体外系病变。在飞行条件下，身体需要对一些突发状况做出迅速、准确的反应，而有肌肉或神经病变的人员，有时则难以迅速完成一些动作，从而延误时机甚至无法完成飞行任务，严重者会引发空中事故。

第三节　睡　行　症

一、概述

（一）流行病学特点

睡行症是指一种在睡眠过程中出现的无意识活动，是以行走或其他异常行为等活动为特征的睡眠障碍，通常发生于非快速眼动睡眠的慢波期。该病以儿童多见，但儿童睡行症一般为良性过程，不需要干预。有关该病发病频率的报道差异较大，儿童偶发病例的患病率为 15% ～ 40%，幼儿期（2.5 ～ 4 岁）睡行症的发病率约为 3%，随着年龄增加，睡行症发病率呈递增趋势，8 ～ 12 岁达到高峰，7 ～ 8 岁时发病率达 11%，10 岁时高达 13.5%，此后逐年下降，12 岁时约为 12.7%，青春期后自行消失，成人阶段发病者少见，为 2% ～ 4%。约有 25% 的儿童睡行症会持续至成年期。睡行症的发病率无明显性别差异，69% ～ 90% 的患者有家族史。

睡行症的发生可能与精神心理因素密切相关。重大的精神创伤、意外事故往往可引起本症。精神紧张、睡眠环境变更、过度疲劳、服用催眠药物或饮酒等因素能加深睡眠，但也往往可以诱发睡行症。睡眠紊乱、遗传因素是导致睡行症发生的原因。目前研究尚未发现睡行症造成神经病理性损伤。

（二）诊断与鉴别诊断

睡行症是快速眼动睡眠期异态睡眠的一种，每次发作通常持续数分钟到数十分钟不等，该病根据临床表现不难诊断。

1. 诊断标准

（1）在睡眠中起床行走。

（2）具备下列至少一项：①无言语反应，不易唤醒；②醒后意识混乱；③醒后对发作毫无记忆或仅能回忆部分片段；④发生不合时宜的日常行为活动；⑤发生无意义、无目的行为；⑥发生危险或潜在危险行为。

（3）不能用其他神经系统疾病、精神疾病、睡眠障碍或用药史等来解释。

多导睡眠监测图、脑电图有助于睡行症的诊断与鉴别诊断。一些新的研究手段，如PET、经颅磁刺激技术、基因检测手段也逐步应用于临床。

2. 鉴别诊断

（1）夜间额叶癫痫：任何年龄均可发病，少部分患者（约40%）有家族史，以夜间成串的偏转性姿势性强直及过度运动发作为最显著的临床特征，每次持续数秒至3分钟不等，每周发作7次以上，睡眠脑电图可见额叶癫痫性放电。

（2）快速眼动期睡眠行为障碍　可见于任何年龄者，多为50～70岁人群。男性多于女性，主要指在快速眼动睡眠中，伴随生动的梦境，出现各种不自主运动或行为异常。多导睡眠图监测发现即使不发作时也可见快速眼动睡眠中正常应有的肌肉弛缓现象消失，肌电图显示肌电活动增加。患者常常在睡眠中发生自伤或伤及床伴事件，次日白天嗜睡。

二、航空医学考虑

部分睡行症患者会在发作中做出荒诞甚至危险的动作。睡行症发作时如果受到粗暴的干预，容易激发患者出现过激行为。约25%的成人睡行症会合并焦虑症。飞行员心理负荷大，会使睡行症的病情加重，影响飞行安全。由于儿童睡行症发病率高，而大多数至青春期后可自行消失，故对于儿童期偶发睡行症的学员，不必急于做淘汰处理，应详细了解其儿童期睡行症发作频率及青春期后是否有发作。

参考文献

白春学，张萍海 . 2007. 肺部肿瘤与肺部多发结节性病变 [J]. 中国实用内科杂志，27（13）：997-999.

贾建平 . 2013. 神经病学 [M]. 第 6 版 . 北京：人民卫生出版社 .

李瑞娜，郝元涛 . 2009. 肺癌流行病学和病因学研究 [J]. 实用医学杂志，25（11）：1904-1905.

李文平，邹志康，石进，等 . 2016. 中美空军飞行学员医学选拔对照实证研究——神经精神系统疾病 [J]. 军事医学，40（2）：88-91.

罗马委员会 . 2006. 功能性胃肠病罗马Ⅲ诊断标准 [J]. 胃肠病学，11（12）：761-765.

吕传真 . 2014. 实用神经病学 [M]. 上海：上海科学技术出版社 .

马中立，王建昌 . 2011. 临床航空医学进展 2010[M]. 北京：人民卫生出版社，1：38-89.

朴建华，赖建强，荫士安，等 . 2005. 中国居民贫血状况研究 [J]. 营养学报，27（4）：268-271.

钱家鸣 . 2014. 消化内科学 [M]. 第 2 版 . 北京：人民卫生出版社 .

钱铭怡 . 2006. 变态心理学 [M]. 北京：北京大学出版社 .

任正洪 . 2013. 2005 ～ 2011 年我国肺结核发病的时间流行病学特征及趋势 [J]. 中国卫生统计，30（2）：158-161.

荣玉玺，刘小波，曹伟民，等 . 2006. 招飞基地毕业生招飞体检合格率分析 [J]. 中华航空航天医学杂志，17：38-41.

苏文，胡爱霞，徐辉甫 . 等，2009. 肺炎支原体感染的监测分析（附 15 514 例报告）[J]. 华中科技大学学报：医学版，38（6）：853-855.

王青平，贾清珍 . 2004. 亚临床甲状腺疾病研究进展 [J]. 中国地方病防治杂志，17（3）：159-161.

王维治 . 2013. 神经病学 [M]. 第 2 版 . 北京：人民卫生出版社 .

王文，张维忠，孙宁玲，等 . 2011. 中国血压测量指南 [J]. 中华高血压杂志，6（12）：1101-1115.

王笑中 . 1979. 神经系统疾病症候学 [M]. 北京：人民卫生出版社 .

夏洪韬，蒋润发 . 2000. 国内青少年儿童先天性心脏病流行病学调查现状 [J]. 右江民族医学院学报，22（2）：298-299.

翟永富，马杰，陈俊华，等 . 2004. 甘肃省酒泉地区 25 488 名 2 ～ 17 岁人群心脏杂音检出率与先天性心脏病发病率调查 [J]. 中国心血管病研究，2（10）：785-787.

张天栋，张泓 . 2012. 肺炎链球菌流行病学研究进展 [J]. 中国感染与化疗杂志，12（6）：472-476.

张作明 . 2013. 航空航天临床医学 [M]. 西安：第四军医大学出版社 .

张作明，李松林 . 2013. 航空航天临床医学 [M]. 西安：第四军医大学出版社，18-57.

赵静，王孟昭，李龙芸，等 . 2010. 年龄小于 30 岁肺部肿瘤患者临床特征分析 [J]. 中国医学科学院学报，32（2）：174-178.

中华医学会儿科学分会免疫学组 . 2013. 儿童过敏性紫癜循证诊治建议 [J]. 中华儿科杂志，51（7）：502-507.

中华医学会风湿病学分会 . 2011. 原发性痛风诊断和治疗指南 [J]. 中华风湿病学杂志，15（6）：410-413.

中华医学会糖尿病学分会 . 2014. 中国 2 型糖尿病防治指南（2013 年版）[J]. 中华内分泌代谢杂志，30（10）：26-89.

中华医学会外科学分会胰腺外科学组 . 2015. 慢性胰腺炎诊治指南（2014 版）[J]. 中华消化外科杂志，14（3）：1-4.

中华医学会消化病学分会 . 2014. 2014 年中国胃食管反流病专家共识意见 [J]. 中华消化杂志，（10）：649-661.

中华医学会消化病学分会，房静远，刘文忠，等 . 2013. 中国慢性胃炎共识意见（2012 年，上海）[J]. 中华消化杂志，33（1）：5-16.

中华医学会消化病学分会炎症性肠病学组 . 2012. 炎症性肠病诊断与治疗的共识意见（2012 年，广州）[J]. 中华内科杂志，51（10）：818-831.

中华医学会消化病学分会胰腺疾病学组，中华胰腺病杂志编辑委员会，中华消化杂志编辑委员会，等 . 2013. 中国急性胰腺炎诊治指南（2013 年，上海）[J]. 中华消化杂志，33（4）：217-222.

中华胰腺病杂志编委会，中华医学会消化内镜学分会 . 2012. 慢性胰腺炎诊治指南（2012，上海）[J]. 中华内科杂志，51（11）：922-924.

Adam A，Dixon AK，Gillard JH，et al. 2015. Grainger & Allison's diagnostic radiology[M]. 6th ed. Amsterdam：Elsevier Limited.

Bahn Chair RS，Burch HB，Cooper DS，et al. 2011. Hyperthyroidism and other causes of thyrotoxicosis：management guidelines of the American Thyroid Association and American Association of Clinical Endocrinologists[J]. Endocrine Practice Official Journal of the American College of Endocrinology & the American Association of Clinical Endocrinologists，7（4）：456.

Berilgen MS，Munger B. 2006. Headache associated with airplane travel：report of six cases[J]. Cephalalgia，26：707-711.

Briasoulis A，Androulakis E，Palla M，et al. 2016. White-coat hypertension and cardiovascular events：a meta-analysis[J]. Journal of Hypertension，34（4）：593.

Campbell W. 2014. DeJong 神经系统检查 [M]. 第 7 版 . 崔丽英译 . 北京：科学出版社 .

Davin JC，Coppo R. 2014. Henoch-Schönlein purpura nephritis in children[J]. Nature Reviews Nephrology，10（10）：563-573.

Estemalik E，Tepper S. 2013. Preventive treatment in migraine and the new US guidelines[J]. Neuropsych Dis Treat，9：709-720.

Etzel CJ，Lu M，Merriman K，et al. 2006. An epidemiologic study of early onset lung cancer[J]. Lung Cancer，52（2）：129-134.

Headache Classification Committee of the International Headache Society（IHS），2013. The international classification of headache disorders，3rd edition（beta version）[J]. Cephalalgia，33（9）：629-808.

James PA，Oparil S，Carter BL，et al. 2014. 2014 Evidence-based guideline for the management of high blood pressure in adults：report from the panel members appointed to the Eighth Joint National Committee（JNC 8）[J]. JAMA，311（5）：507-520.

Jordan JE. 2007. ACR appropriateness criteria：headache[J]. Am J Neuroradiol，28：1824-1826.

Lipton RB，Bigal ME，Diamond M，et al. 2007. Migraine prevalence，disease burden，and the need for preventative therapy[J]. Neurology，68：343-349.

Malfertheiner P，Megraud F，O'Morain C A，et al. 2017. Management of Helicobacter pylori infection-the Maastricht V/Florence Consensus Report[J]. Gut，66（1）：6.

Maruyama R，Yoshino I，Yohena T，et al. 2001. Lung cancer in patients younger than 40 years of age[J]. J Surg Oncol，77（3）：208-212.

Neta G，Rajaraman P，Berrington de Gonzalez A，et al. 2013. A prospective study of medical diagnostic radiography and risk of thyroid cancer[J]. Am J Epidemiol，177（8）：800-809.

Satoh K，Yoshino J，Akamatsu T，et al. 2016. Evidence-based clinical practice guidelines for peptic ulcer disease 2015[J]. Journal of Gastroenterology，51（3）：177.

Sugano K，Tack J，Kuipers E J，et al. 2015. Kyoto global consensus report on Helicobacter pylori gastritis[J]. Gut，64（9）：1353-1367.

World Health Organization. 2012. WHO report 2011 global tuberculosis report[J]. Globd Tuberculosis Report，6（2）.

Yokoe M，Takada T，Mayumi T，et al. 2015. Japanese guidelines for the management of acute pancreatitis：Japanese Guidelines 2015[J]. Journal of Hepato-Biliary-Pancreatic Sciences，22（6）：405-432.